ÉTUDE SUR L'ENKYSTEMENT

DES

TUMEURS BÉNIGNES

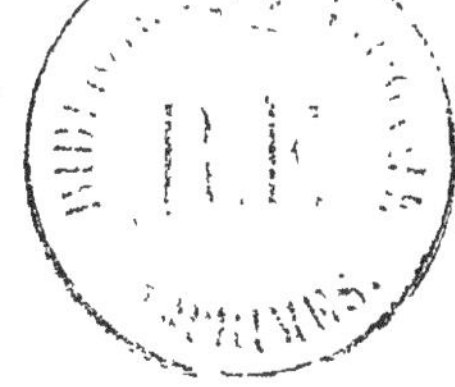

PAR

Victor BODINIER
Docteur en médecine de la Faculté de Paris,
Ancien interne des hôpitaux de Paris et de la Maternité de Cochin,
Ancien interne de l'Hôtel-Dieu de Rennes,
Deux fois lauréat (médaille d'argent 1877, 1878) de l'École de médecine
de la même ville.

PARIS
A. PARENT, IMPRIMEUR DE LA FACULTÉ DE MÉDECINE
A. DAVY, successeur
52, RUE MADAME ET RUE MONSIEUR-LE-PRINCE, 14

1883

ÉTUDE SUR L'ENKYSTEMENT

DES

TUMEURS BÉNIGNES

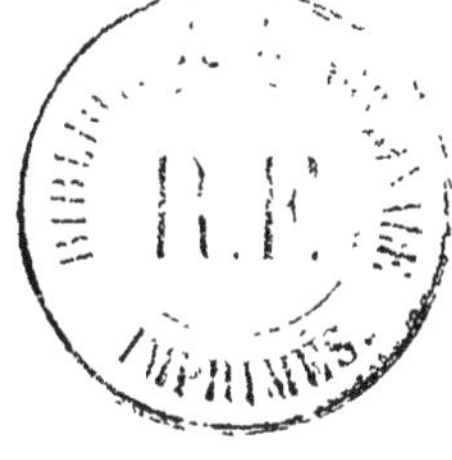

PAR

Victor BODINIER

Docteur en médecine de la Faculté de Paris,
Ancien interne des hôpitaux de Paris et de la Maternité de Cochin,
Ancien interne de l'Hôtel-Dieu de Rennes,
Deux fois lauréat (médaille d'argent 1877, 1878) de l'Ecole de médecine
de la même ville.

PARIS
A. PARENT, IMPRIMEUR DE LA FACULTÉ DE MÉDECINE
A. DAVY, successeur
52, RUE MADAME ET RUE MONSIEUR-LE-PRINCE, 14

1883

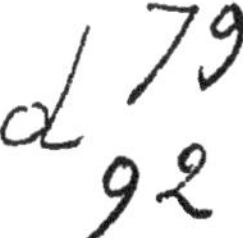

ÉTUDE SUR L'ENKYSTEMENT

DES

TUMEURS BÉNIGNES

INTRODUCTION.

Quand il s'agit de déterminer la nature anatomique d'un tumeur, personne ne peut nier l'importance du microscope, et, dans les cas douteux, seul il permet de se prononcer avec certitude. Mais comme il exige, pour être réellement utile, beaucoup de temps et d'habitude, il n'est guère à la portée du praticien ordinaire. Heureusement « le microscope qui nous a rendu de si grands services dans l'étude des tumeurs, a presque cessé de nous être nécessaire : il nous a enseigné à nous servir de l'œil nu » (1). Donc souvent l'anatomie macroscopique peut suffire, et la plupart du temps une tumeur possède assez de caractères appréciables à l'œil nu pour qu'on puisse ainsi reconnaître le genre auquel elle appartient.

(1) Broca. Traité des tumeurs, t. I.

Mais la connaissance du genre anatomique d'une tumeur n'est pas toujours suffisante pour juger si elle sera bénigne ou maligne. En effet, il est certains néoplasmes qui sont toujours bénins, et dans ce cas, il suffit de connaître leur structure pour prévoir leur marche future : tels sont le lipome, l'adénome, le fibrome et, à un degré moindre, l'angiome. Mais à côté de ces tumeurs essentiellement bénignes, il en est d'autres qui, sans modifications dans leur constitution élémentaire, sont tantôt bénignes, tantôt malignes : c'est l'enchondrome, le myxome et surtout le sarcome. Pourquoi ces tumeurs, dans certains cas, ont-elles une allure inoffensive et ne récidivent-elles pas après l'opération ? Pourquoi dans d'autres ont-elles la gravité du carcinome, ce qui naguère encore les faisait ranger dans la classe des cancers ? Dans l'un et l'autre cas, l'élément fondamental est resté le même c'est toujours la cellule cartilagineuse dans l'enchondrome, la cellule étoilée dans le myxome, la cellule embryonnaire ou fusiforme dans le sarcome. Le microscope constate que rien n'est changé dans la constitution de la tumeur, il ne peut rien de plus. Pourquoi donc cette différence capitale dans la marche du même néoplasme ? On peut en trouver l'explication plausible — car il est reste toujours une certaine inconnue — dans l'existence d'une disposition anatomique propre aux tumeurs bénignes, disposition qui peut disparaître dans certaines circonstances, et qu'on ne retrouve point au même degré ni dans le carcinome ni dans l'épithéliome. Cette disposition, qui semble assurer jusqu'à un certain point la bénignité des tumeurs à pronostic variable, consiste dans l'existence d'une capsule, le plus souvent fibreuse, qui les isole des parties voisines. Les quelques recherches que nous avons pu faire sur cette capsule protectrice feront le sujet de notre thèse.

Après avoir rapidement passé en revue les principaux auteurs qui se sont occupés de cette particularité, nous établirons l'existence de cette capsule, en nous appuyant sur des observations et sur l'opinion d'anatomo-pathologistes autorisés; puis, en suivant la même marche, nous ferons la description de la capsule, nous montrerons quel aspect clinique sa présence impose à la tumeur enkystée, et comment sa rupture modifie la marche de celle-ci ; enfin, nous dirons quelques mots et des règles opératoires qui guident dans l'ablation des tumeurs enkystées et des modifications qu'il convient d'y apporter suivant les cas.

Qu'il me soit permis d'adresser mes remerciements à mes maîtres de Rennes et de Paris, dont la bienveillance et les leçons m'ont guidé dans mes études médicales. Je remercie tout spécialement M. Ferrand, médecin de l'hôpital Laënnec, dont la bonté n'a cessé de m'encourager. Que M. Th. Anger, chirurgien de l'hôpital Cochin, qui m'a inspiré ce travail, veuille bien aussi accepter l'assurance de ma sincère gratitude.

CHAPITRE PREMIER.

HISTORIQUE.

Les chirurgiens ont, sans aucun doute et de tout temps, remarqué que certaines tumeurs étaient parfaitement limitées, tandis que d'autres se confondaient insensiblement avec les tissus de l'organe atteint ; mais ce n'est guère qu'au commencement du siècle que cette remarque est nettement formulée. Cette délimitation exacte des tumeurs fut alors étudiée avec un soin d'autant plus minutieux que le microscope, à peine connu, ne pouvait servir, avec autant de sûreté qu'aujourd'hui, à classer les tumeurs d'après leur structure histologique. Cependant, tout en ne laissant point passer sous silence l'enveloppe fibreuse de certaines tumeurs, on ne la signale d'abord que comme une disposition anatomique sans importance ; il faut arriver jusqu'à ces trente dernières années pour voir des chirurgiens s'appuyer sur cette particularité pour confirmer un diagnostic douteux et en tirer des déductions pour le pronostic et le traitement.

Abernethy le premier a bien mis en lumière cet enkystement des tumeurs et en a tiré des conclusions pratiques. Il nous montre certains néoplasmes ayant une vie propre, et refoulant le tissu cellulaire pour s'en faire une capsule d'enveloppe ; mais, en augmentant de volume, le néoplasme peut déterminer sur les tissus une irritation qui va croissant et qui explique comment certaines tumeurs, d'abord lentes dans leurs progrès, prennent tout à coup un accroissement rapide (Surgicals observatieons, London, 1804).

Plus tard, Boyer attir l'attention sur certaines productions enkystées des mamelles ; il en fait des espèces de méliceris ou d'athérômes, bien que sa description se rapporte manifestement soit à la tumeur adénoïde, soit au sarcome, et il les divise, d'après leur marche, en deux catégories : les unes, que l'on guérit radicalement par l'extirpation ; les autres, qui peuvent se reproduire après l'opération. En tout cas, il veut que ces tumeurs soient enlevées avec le bistouri et non avec les caustiques (Maladies chirurgicales, 1831).

A peu près en même temps, un chirurgien anglais, Astley Cooper, fit paraître un mémoire sur les tumeurs enkystées ; mais pour lui cette expression s'appliquait à des tumeurs toutes différentes de celles qu'aujourd'hui nous appelons enkystées. Cooper entendait désigner par là de véritables kystes sébacés : sa tumeur enkystée n'est que la loupe vulgaire. Mais dans une autre partie de ses œuvres, où il traite des maladies du sein, ce chirurgien distingué rapporte plusieurs observations de tumeurs, qui, confondues avant lui avec le cancer, en étaient à ses yeux complétement distinctes et par la bénignité de leur évolution et par leur aspect anatomique : il leur donna le nom de tumeurs mammaires chroniques. Pour les reconnaître, il s'appuie sur leur mobilité, et cette mobilité, il l'attribue avec raison à la présence d'un sac de nature fibro-tendineuse, semblable à celui qui enveloppe le tissu glandulaire et en occupe les interstices. C'est bien là l'enkystement des tumeurs tel qu'on l'entend aujourd'hui (Ast. Cooper. Traduction Richelot, 1837).

Un peu plus tard, vers 1840, Dupuytren reprit pour son compte cette expression de tumeur enkystée et, s'écartant de Cooper, il l'appliqua aux corps fibreux (Leçons orales de clinique chirurgicale).

Cependant l'anatomie pathologique fait des progrès considérables, et Cruveilhier fait paraître son magnifique ouvrage. L'enveloppe fibreuse des tumeurs ne lui échappe point ; il la retrouve, non seulement dans le lipome et le fibrome, mais dans l'enchondrome, dans le sarcome fibro-plastique et même dans le cancer encéphaloïde ; « et si, dit-il, certains encéphaloïdes ne récidivent pas après l'opération, ce sont probablement ces encéphaloïdes enkystés. » Pour lui, cette capsule dépend tantôt de la tumeur et fait corps avec elle, tantôt du tissu cellulaire voisin qu'une couche celluleuse lâche sépare du néoplasme. En tout cas, c'est dans Cruveilhier que l'on trouve le germe de cette idée, qu'une tumeur enkystée a des tendances bénignes tant au point de vué de l'envahissement local que de l'infection générale (Anatomie pathologique, 1855).

Quelques années après Cruveilhier, Velpeau étudia avec un soin tout spécial la tumeur mammaire chronique de Cooper, et lui donna le nom de tumeur adénoïde qu'elle a conservé jusqu'à nos jours. Dans ses nombreuses observations il signale l'indépendance relative de la tumeur vis-à-vis de la glande ; il exagéra même cette indépendance, puisqu'il fit de l'adénoïde un veritable corps étranger, sans aucune connexion avec le tissu mammaire, et résultat d'une sorte d'organisation de lait retenu, de pus concrété ou de sang épanché.

Aussi signale-t-il rarement la capsule fibreuse qui entoure la tumeur et fait corps avec elle ; il insiste de préférence sur la laxité du tissu cellulaire qui unit ou plutôt sépare l'adénoïde et les tissus voisins. Pour Velpeau, cette tendance à la formation d'une bourse séreuse incomplète est primitive, tandis qu'en réalité elle n'est que la conséquence de l'encapsulement de la tumeur : il n'a bien vu que la paroi externe de cette séreuse inachevée. Plus loin, il insiste sur la manière dont l'adénoïde se comporte à l'égard des tissus voisins, qu'il repousse, écarte, mais n'envahit point. Ensuite Velpeau tire de l'indépendance de ces tumeurs des données opératoires utiles : il montre que leur énucléation est facile, préfère le bistouri aux caustiques dans la plupart des cas, et fait remarquer que les suites de l'opération sont ordinairement exemptes de complications graves, comme érysipèle, phlegmon diffus, etc. Mais il attribuait l'innocuité de l'opération à la bénignité intrinsèque de la tumeur et non à la présence de la capsule d'enveloppe. Enfin il ne vit dans l'enkystement de l'adénoïde qu'un fait particulier et ne songea nullement à en faire un attribut de la plupart des tumeurs bénignes (Traité des maladies du sein, 1859).

A la même époque Lebert, se servant avec succès du microscope sans négliger l'anatomie macroscopique, signale l'enkystement des corps fibreux et des tumeurs fibro-plastiques, et il fait remarquer que ces dernières s'ulcèrent rarement, précisément parce qu'elles ont une capsule qui les sépare de la peau ;

pour lui, le sarcome fibro-plastique est, à son début, un mal absolument local, mais pouvant plus tard envahir l'économie. Plus loin, il insiste sur les limites diffuses du cancer, qui envahit les tissus pour se substituer à eux : il fait ainsi le parallèle des tumeurs primitivement bénignes et des tumeurs essentiellement malignes (Lebert, Anatomie pathologique, 1860).

C'est alors que Broca fit paraître son « Traité des Tumeurs (1869) ». Il y revient à plusieurs reprises sur l'enveloppe fibreuse de certaines productions morbides, et il a, le premier, nettement formulé l'influence de cette capsule sur la marche des néoplasmes. Suivant sa remarque, cette capsule est le résultat de la condensation du tissu cellulaire refoulé, et se sépare ainsi des kystes d'origine inflammatoire qui isolent les corps étrangers. Il lui attache toute la valeur qu'elle mérite : « En effet, dit-il, cette capsule ne change pas la nature intime d'une tumeur, mais elle empêche la propagation du tissu morbide aux parties voisines, et tandis qu'elle résiste, l'affection reste locale. » Il a également bien montré comment, par suite de l'accroissement de la tumeur, cette capsule, trop distendue, finit par céder et ouvrir pour ainsi dire les portes de leur prison aux éléments morbides. Mais pour qu'il y ait envahissement de voisinage il faut que le tissu de la tumeur, devenu libre, ait une tendance envahissante de par les éléments qui le composent. C'est à ce moment que se produit l'infection générale de l'économie dans certaines tumeurs enkystées à tendances malignes, comme l'encéphaloïde enkysté, dont Cornil et Ranvier font aujourd'hui un sarcome (Broca, Traité des Tumeurs, 1869).

La même année, M. Théophile Anger avait à traiter au concours d'agrégation « De la cautérisation dans le traitement des maladies chirurgicale. » En discutant les indications des caustiques, il rappelle qu'on les emploie souvent en vue d'éviter soit l'hémorrhagie, soit les complications qui suivent les opérations sanglantes, érysipèle, phlébite, infection purulente, etc. Se basant sur cette indication, il repousse l'emploi de la cautérisation et dans les tumeurs adénoïdes du sein et dans la plupart des tumeurs bénignes des autres régions. Car ces tumeurs, ajoute-t-il, entourées d'une capsule propre, forment au sein des tissus des corps étrangers pour ainsi dire, à circulation spéciale et presque indépendante. Donc, par l'opération peu de vaisseaux sont divisés, et c'est à peine si les tissus voisins sont mis à nu ; donc une bien petite porte est ouverte et pour les fusées purulentes, puisqu'on a une poche suppurante parfaitement limitée, et pour l'érysipèle, puisque peu de lymphatiques sont sectionnés, et pour l'infection purulente, puisque les veines respectées ne peuvent ni absorber, ni par conséquen transporter le pus dans le reste de l'économie. Puisque souvent les caustiques n'ont sur le bistouri que l'avantage d'éviter ces complications, a quoi bon les employer dans l'extirpation des tumesrs bénignes? Mieux vaut employer le bistouri si facile à manier et permettant de savoir au juste ce qu'on fait. En 1872, le même chirurgien (Thèse d'agrégation. Cancer de la langue), faisait remarquer la résistance des tissus à structure fibreuse ou fibro-celluleuse à l'envahissement des productions morbides. C'est ainsi que la cloison fibreuse de la langue force le cancer à la contourner pour envahir le côté opposé, c'est ainsi que la forme épithéliale superficielle ne franchit qu'avec peine la couche profonde du chorion muqueux pour prendre une marche rapide après avoir détruit cet obstacle ; c'est ce qui explique le caractère bénin des papillomes linguaux qui restent plusieurs années stationnaires; c'est ce qui explique également la marche relativement rapide de l'épithélioma infiltré; car le chorion, incessamment attaqué, cède plus vite, et dès lors aucun obstacle ne s'oppose plus à l'infiltration envahissante des éléments épithéliaux.

Depuis lors, MM. Labbé et Coyne ont fait paraître (1875) leur « Traité des tumeurs bénignes du sein ». On y trouve un grand nombre d'observations d'adéno-fibromes, de myxomes et de sarcomes, et presque toujours on voit signaler l'enkystement de la tumeur. Aussi ces auteurs, allant certainement trop loin, mais ayant raison par un certain côté, attribuent catégoriquement la bénignité des tumeurs qu'ils décrivent à l'existence de la capsule fibreuse qui les isole des tissus voisins; ils ajoutent, avec plus de vérité, que quelques-unes de ces tumeurs peuvent prendre les allures de tumeurs malignes, mais seulement après avoir perforé leur capsule d'enveloppe. Ils adoptent, du reste, entièrement les conclusions opératoires exprimées par M. Th. Anger dans sa thèse d'agrégation : comme lui, ils repoussent les caustiques, préfèrent le bistouri, et ne redoutent guère les complications des plaies chirurgicales pour ces tumeurs bénignes.

Depuis lors, plusieurs thèses ont été soutenues sur les tumeurs qu'on est convenu d'appeler bénignes et surtout sur le sarcome ; souvent nous y voyons consignée l'existence de la capsule d'enveloppe. Nous nous contenterons de signaler la thèse d'agrégation de M. Schwartz (1880) sur « l'ostéosarcome des membres, où l'on trouve nettement formulé l'encapsulement fréquent de l'ostéosarcome, tandis que l'auteur fait remarquer la marche rapidement envahissante de la tumeur après la rupture de l'enveloppe, qui, dans ce cas spécial, est tantôt fibreuse et tantôt osseuse.

CHAPITRE II.

FRÉQUENCE DE L'ENKYSTEMENT.

En feuilletant les Bulletins de la Société anatomique et les ouvrages des auteurs qui se sont occupés des tumeurs, il est facile de rencontrer un grand nombre d'exemples de tumeurs enkystées. Mais à côté des observateurs qui signalent la capsule d'enveloppe, il en est beaucoup qui ne s'en préoccupent pas; ils n'en affirment pas l'existeece, ils ne la nient pas. De leur silence il ne faut pas conclure qu'elle n'existe pas; car dans bon nombre d'observations on a soin de signaler la délimitation précise de la tumeur, la netteté de ses contours et son énucléation facile, toutes choses qui font supposer à bon droit l'existence d'une enveloppe limitante. Mais des suppositions ne sont pas des réalités, et, à moins de nous lancer dans l'hypothèse qui pourrait changer la nature des observations rapportées, nous ne citerons que des faits où la capsule est nettement signalée ou niée. Par suite de cette lacune dans la plupart des observations, il nous est impossible de dresser une statistique rigoureuse de la fréquence de cette disposition dans chaque espèce de tumeurs. Nos observations ne peuvent prouver qu'une chose : l'existence de la capsule; ce sera en nous appuyant sur l'opinion d'auteurs compétents que nous pourrons en partie suppléer à une statistique impossible.

OBSERVATION I (résumée).

Lipome de l'aisselle droite.

(Thèse de Lécuyer, 1872, page 29.)

Homme de 62 ans. La tumeur, datant de quatre ans, occupait l'aisselle droite; elle était mobile, hémisphérique et lobulée; peau distendue et variqueuse, bon état général.

Enucléation facile, pas de ligature d'artère; guérison en quinze jours. La tumeur avait une enveloppe fibreuse, qui envoyait des prolongements vers le centre, circonscrivant ainsi de petits lobes de tissu adipeux.

OBSERVATION II (résumée).

Lipome enkysté du dos.

(Thèse Lécuyer, page 31.)

Une femme de 38 ans portait depuis quatre ans une tumeur fluctuante, bilobée et progressive.

Incision de la peau; énucléation de la tumeur; pas de ligatures nécessaires; guérison en dix-sept jours. La tumeur était composée de deux lobes renfermés dans une trame celluleuse, très mince sur sa face superficielle, plus épaisse sur sa face profonde. C'était un lipome.

OBSERVATION III (personnelle).

Fibrome de la ligne blanche.

Le 15 janvier 1880, entrait à la salle Sainte-Marthe de l'hôpital Saint-Louis, une jeune femme de 22 ans, pâle, anémique et d'une santé ordinaire.

Depuis trois ans elle avait une petite tumeur de la ligne blanche, indolente, sans changement de couleur à la peau, dure, élastique et bilobée, mobile sous la peau, mais adhérente par un pédicule à l'aponévrose du grand droit.

Le 15 février on enlève la tumeur sans difficulté.

La plaie marche sans accident vers la cicatrisation et le 13 mars la malade sort guérie.

La tumeur, du volume d'une noix, est lobulée, à coupe grisâtre : des tractus partent du pédicule pour s'irradier vers la périphérie que recouvre une enveloppe fibreuse.

OBSERVATION IV (personnelle).

Adéno-fibrome du sein.

Maria G..., 3 enfants, le dernier a 17 ans ; bonne santé ordinaire; 39 ans; bien réglée.

Il y a dix-huit mois elle s'aperçut d'une petite boule indolente et mobile à la partie externe du sein gauche. Jamais d'écoulement par le mamelon; la tumeur est parfois sensible au moment des règles. Cette tumeur a grossi peu à peu et la malade se présente dans l'état suivant : Santé très bonne; tumeur, du volume d'un œuf de poule, indolente, siégeant à la partie externe du sein gauche; peau saine et mobile sur la tumeur; celle-ci est dure, lobulée et mobile sur les parties profondes; pas d'adénite axillaire.

Le 13 juin 1883. Opération. Chloroforme, incision verticale sur la tumeur, énucléation avec les doigts, pas de ligature d'artère. Suture des 3/4 de la plaie; drain à la partie déclive. La plaie se réunit en partie par première intention et la malade sort le 3 juillet.

La tumeur bilobée a un aspect blanc jaunâtre ; chaque lobe est presque indépendant. Sa surface est couverte d'une mince pellicule fibreuse très adhérente à la tumeur, mais peu adhérente au tissu cellulaire voisin.

OBSERVATION V (résumée).

Fibrome utérin double.

(Société anatom., 1853, p. 154.)

Femme de 44 ans, porte depuis 16 ans deux tumeurs abdominales progressivement croissantes, faisant saillie l'une dans la fosse iliaque gauche, l'autre, bosselée, dans l'hypochondre droit. Dyspnée, œdème des malléoles, digestion pénible et mort.

A l'autopsie on trouve deux tumeurs fibreuses partant chacune d'un côté de l'utérus qui est sain. Le fibrome gauche a un kyste fibreux très dense et très épais, énucléation facile. La tumeur de droite, bosselée, a un kyste fibreux peu épais. Sur ces deux fibromes on voit plusieurs petits fibromes adventifs qui sont en dehors de la capsule.

OBSERVATION VI (résumée).

Enchondrome à capsule fibreuse de la région parotidienne.

(Cruveilhier. An. path , t. III, p. 811.)

Tumeur du volume d'un œuf de poule, bosselée, présentant l'aspect vésiculeux sur une partie de sa surface. A la coupe elle est composée de deux parties : l'une cartilagineuse centrale, l'autre aréolaire et gélatineuse périphérique. Pas de suc à la pression. La tumeur était enveloppée d'une membrane d'isolement qui lui adhérait intimement par sa face interne.

OBSERVATION VII (résumée).

Enchondrome enkysté de la parotide.

(Dolbeau. Gazette hebdomadaire, 1858, p. 719.)

Une femme de 65 ans, portait depuis cinq ans à la parotie droite une petite tumeur dure, indolente, circonscrite, peu mobile, non adhérente à la peau. Extirpation, guérison en vingt-six jours, pas de récidive quatre ans après.

La tumeur ovoïde était recouverte d'un tissu cellulaire assez serré; à l'intérieur était une pulpe jaunâtre analogue à du fibro-cartilage.

OBSERVATION VIII (résumée).

Angiome caverneux de l'orbite.

(Stodges. Boston medical and surgical Journal, t. LXXI, p. 417.
In thèse Monod, 1873.)

Un homme de 58 ans avait depuis 13 ans une petite tumeur située à la partie inférieure de l'orbite. Cette tumeur, du volume d'un œuf de poule, est élastique, mobile, ronde et sans lobules. Opération facile, pas de ligature nécessaire. A la section elle à les caractères du tissu caverneux et est remplie de sang; elle se distend par insufflation comme un poumon emphysémateux; elle est enveloppée dans une espèce de capsule où l'on ne découvre aucun vaisseau pénétrant.

OBSERVATION IX (résumée).

Angiome simple de l'orbite.

(De Wecker. In thèse Monod.)

Une femme de 31 ans avait depuis quatorze ans une exophthalmie droite notable, survenue à la suite d'un traumatisme. Cette exophthalmie progressive détermine peu de douleur ; mais l'œil est immobile, l'acuité et le champ visuels sont diminués ; le doigt sent une tumeur bosselée et mollasse.

On enlève la tumeur en la disséquant avec des ciseaux. On a alors sous les yeux une tumeur bleuâtre, du volume d'une noix, bosselée et entourée d'une sorte de capsule fibreuse formée par une couche de tissu cellulaire condensé.

L'examen microscopique, fait par M. Cornil, montre des aréoles vasculaires circonscrites par des tractus fibreux. Hémorrhagie modérée, pas de suppuration, guérison rapide.

OBSERVATION X (résumée).

Myxome enkysté du voile du palais.
(Soc. anat., 1876.)

Un homme de 68 ans se présente avec une tumeur fluctuante située derrière le pilier antérieur gauche du voile du palais; pas d'adénite, santé bonne. Incision de la muqueuse, hémorrhagie assez abondante; œdème de la glotte consécutif, dyspnée et mort. La tumeur, située au-dessous et en dehors de l'amygdale, est énucléable, bossuée, molle et à surface lisse. A la coupe on a une masse entourée d'une enveloppe fibreuse; au microscope on trouve les cellules étoilées du myxome.

OBSERVATION XI (résumée).

Sarcome myéloïde du maxillaire inférieur à coque osseuse.
(Nélaton. Thèse de 1860.)

Une jeune fille de 17 ans porte depuis cinq mois une tumeur du maxillaire inférieur, tumeur du volume d'une noisette, bilobée, dure et élastique, indolente et adhérente à la face externe de l'os. On fait la résection partielle du maxillaire inférieur, pas d'hémorrhagie, guérison, pas de récidive dix mois après. Cette tumeur est formée par une coque osseuse complète qui envoie des stalactites dans une masse rouge, charnue, qui s'énuclée facilement. Au microscope, myéloplaxes et quelques éléments fibro-plastiques.

OBSERVATION XII.

Sarcome fasciculé à coque périostique.
(Schwartz. Th. d'agrégation, 1880.)

Un homme de 67 ans porte à la partie supérieure du tibia gauche une tumeur bosselée, se confondant avec l'os à ses deux extrémités, douloureuse et adhérente à la peau. Datant de huit ans la tumeur s'accroît peu à peu, amène une fracture spontanée et l'amaigrissement du malade. Amputation de la cuisse; mort deux mois après d'infection purulente.

La tumeur bosselée est limitée par le périoste épaissi; au microscope éléments fibro-plastique.

OBSERVATION XIII (personnelle).

Sarcome fasciculé du creux poplité.

Le 7 septembre 1880, entrait à la salle Saint-Augustin de l'hôpital St-Louis, un homme de 44 ans, sans antécédents héréditaires, qui, il y a quatorze mois, s'aperçoit de l'existence, dans le creux poplité gauche, d'une tumeur ayant le volume d'une noix. Cette tumeur, indolore, grossit peu à peu, et finit par amener un engourdissement de la jambe et un œdème des malléoles. Cette tumeur occupe tout le creux poplité et y fait la saillie d'une tête de fœtus. La peau est saine et mobile; la tumeur molle, semi-fluctuante et bosselée, irréductible et mobile; une ponction amène un peu de sang.

Extirpation le 15 septembre, peu d'hémorrhagie, pansement à la ouate salicylée. Le malade sort guéri le 8 octobre.

La tumeur, pesant 460 gr., est facilement énucléée grâce à une poche fibreuse, nacrée et luisante, qui l'entoure de toutes parts; elle repousse en avant les nerfs et vaisseaux poplités. A la coupe on a une masse blanchâtre stratifiée.

Le diagnostic porté est sarcome, probablement fasciculé.

OBSERVATION XIV (résumée).

Sarcome fasciculé de la jambe.

(Lannelongue. Mémoires de l'Académie, t. XXVIII.)

Une femme de 68 ans avait depuis six ans une tumeur progressive du mollet, sans adhérence à la peau, dure, régulière, fixée profondément et donnant lieu à des douleurs assez vives, pas d'adénite inguinale.

Amputation de la jambe au lieu d'élection : hémorrhagie secondaire, mort.

La tumeur, adhérente à l'aponévrose jambière, est formée d'une masse blanchâtre, recouverte d'une enveloppe celluleuse dense ; au microscope corps fusiformes et noyaux fibro-plastiques.

OBSERVATION XV (résumée).

Sarcome fasciculé de la fesse droite.

(Bourdy. Th. de Paris, 1868, p. 33.)

Un homme de 33 ans portait à la fesse droite une tumeur datant de trois mois, du volume d'un œuf de poule, indolente lisse, sans bosselure, semi-fluctuante et mobile; peau saine.

Extirpation avec le bistouri. La tumeur est nettement enkystée par une coque fibreuse ; au microscope, corps fusiformes.

Des observations précédentes il résulte que la capsule isolante existe dans un certain nombre de lipomes, de fibromes, d'angiômes, d'enchondromes et de sarcomes, c'est-à-dire dans des tumeurs ou absolument bénignes, ou du moins pouvant être bénignes. Dans la suite de ce travail nous citerons encore un grand nombre d'observations d'enkystement se rapportant aux mêmes groupes de tumeurs.

Presque toujours les lipomes sont entourés d'une enveloppe cellulo-fibreuse (Wirchow, Broca, Follin, etc.). Cruveilhier leur refuse le non de tumeur enkystée, bien qu'il reconnaisse que souvent ils sont limités par une mince couche celluleuse adhérente (1).

« Le lipome est, dit-il, enchâtonné et non enkysté. » Les lipomes diffus sont rares et l'on pourrait presque leur refuser le nom de tumeur; ces derniers se développent surtout dans les régions riches en tissu adipeux, comme la nuque, le creux poplité (Lécuyer) (2) et constituent une simple obésité locale.

Toujours le fibrome a une capsule fibreuse, qu'il siège dans un os ou dans le tissu cellulaire sous-cutané, ou dans l'utérus. (Lebert (3), Broca (4). Il en est de même de l'adéno-fibrome de la mamelle qu'une capsule fibreuse des plus nettes isole du reste de la glande. Ast. Cooper (5), Labbé et Coyne (6).

(1) Anatomie pathologique, t. III, p. 302.
(2) Thèse de Paris, 1872.
(3) Anatomie pathologique, t. I, p. 152.
(4) Traité des tumeurs, t. II.
(5) Œuvres. Traduction française, 1839.
(6) Traité des tumeurs bénignes du sein.

Cornil et Ranvier (1) et surtout Follin (2) admettent l'encapsulement presque constant de l'enchondrome. Les premiers ne font exception que pour un petit nombre d'enchondromes diffus, siégeant surtout dans les os à texture spongieuse, sans se prononcer du reste sur la tendance aux récidives et à la généralisation de ces tumeurs diffuses.

On n'a pas souvent l'occasion de faire l'examen anatomique de la tumeur érectile; car d'un côté elle amène rarement la mort du malade, et de l'autre elle est moins souvent enlevée par le bistouri que détruite par des procédés qui amènent sa disparition en produisant des modifications intimes dans sa structure. Cependant on sait qu'un grand nombre d'angiômes, à délimitation précise, ont une capsule fibreuse, « qui peut céder à la longue, mais s'oppose néanmoins à toute expansion trop rapide » (Holmes Coote, cité par Laboulbène, thèse de Paris, 1854). Monod admet l'existence d'une simple couche celluleuse engainante (3) et E. Bœckel sépare avec soin, au point de vue du pronostic, les angiômes diffus des angiômes enkystés (4).

Le myxome pur est rare ; aussi quelques auteurs, et en particulier Billroth, en font une variété du sarcome ; telle n'est pas l'opinion de Wirchow ni celle de Cornil et Ranvier. En tout cas le myxome, tel que l'entendent ces auteurs, s'entoure le plus souvent d'une capsule isolante et grâce à elle s'énuclée facilement. C'est du moins ce qui ressort des observations

(1) Manuel d'hist. patholog., t. I, p. 186.
(2) Eléments de path chirurg., t. I, p. 187.
(3) Etude sur l'angiôme simple. Th. Paris, 1873.
(4) Dict. de méd. et de chir. pratiques, t. XIII, p. 737.

que nous citons dans notre thèse, et de nos souvenirs portant sur deux tumeurs myxomateuses très nettement enkystées, siégeant l'une au cou, enlevée par notre maître M. Le Dentu, et l'autre au bras opérée à l'Hôtel-de-Dieu de Rennes.

Nous avons également pu recueillir un grand nombre d'observations de sarcomes enkystés ; tous les faits de sarcomes, que nous citerons dans le cours de notre travail, mentionnent la présence ou les vestiges de la coque isolante, fibreuse dans certains cas, osseuse dans d'autres. Aussi sommes-nous convaincu que cette enveloppe existe, dans l'immense majorité des cas, du moins au début de la tumeur, et ne disparaît que tardivement par l'invasion des éléments sarcomateux. C'est l'opinion soutenue par Samuel Cooper (1), E. Nélaton (2). Lannelongue (3) et Schwartz (4).

Ainsi la présence d'une capsule isolante, séparant la tumeur du tissu voisin, est la règle dans les tumeurs que nous venons de passer en revue, tumeurs qui toutes ont un caractère bénin pendant toute leur évolution ou pendant simplement une partie de leur durée. Cependant, bien que l'angiôme soit une tumeur bénigne en soi, l'enkystement n'y est pas la règle mais nous verrons plus tard les différences qui séparent, au point de vue de la gravité, l'angiôme circonscrit de l'angiôme diffus, l'un se conduisant absolument comme une tumeur bénigne, et l'autre revêtant

(1) Dictionn. de chirurgie, t. II, p. 533.
(2) Tumeurs à myéloplaxes. Th. Paris, 1860.
(3) Mémoires de l'Académie, t. XXVIII.
(4) De l'ostéosarcome. Th. agrégation, 1880.

plus d'un des caractères qui constituent la malignité d'une tumeur.

Cet encapsulement existe-t-il dans l'épithéliome et dans le carcinome? Tous les auteurs s'accordent à dire qu'il y est très rare. Il n'existe que dans certains épithéliomes glandulaires et diffère, du reste, par sa pathogénie, de la capsule isolante des tumeurs précédentes; car il est constitué par la tunique fibreuse des canalicules glandulaires; ces épithéliomes ont une marche lente et relativement bénigne (Verneuil (1), Heurtaux) (2).

Quant au carcinome, on sait qu'il est rarement circonscrit; presque toujours autour de la masse principale, on trouve des foyers indépendants de cellules cancéreuses ou de véritables traînées de même nature, qui partent de la tumeur pour s'irradier et s'infiltrer dans les tissus voisins. Aussi le carcinome est-il le plus souvent diffus sur ces limites et difficilement énucléable. Dans le tissu osseux comme dans le tissu conjonctif, le carcinome s'infiltre plus ou moins loin, et les tissus voisins subissent des modifications qui ne sont pas sans analogie, comme diffusion, à celle qu'y produit l'inflammation (Billroth).

(1) Arch. gén. de méd., 5e série, t. III et IV, 1864.
(2) Du cancroïde en général. Th. Paris, 1860.

CHAPITRE III.

NATURE ET RAPPORTS DE LA CAPSULE D'ENVELOPPE

Définition. — D'après les observations précédentes, en quoi consiste donc l'enkystement d'une tumeur? L'enkystement consiste dans la présence d'une capsule de nature variable, entourant de toutes parts la tumeur excepté au niveau du pédicule, faisant corps avec elle et l'isolant des tissus voisins. La capsule doit dépendre du néoplasme ; c'est ce qui constitue la tumeur enkystée. Ce qualificatif ne s'applique plus aux kystes sébacés, comme le faisait Ast. Cooper; il ne doit pas s'appliquer davantage à un certain nombre de tumeurs malignes ou bénignes, comme le sarcome du testicule, l'adénome de la mamelle, etc., dont le stroma se creuse de cavités lacunaires plus ou moins grandes : ce sont des tumeurs kystiques et non des tumeurs enkystées; mais une tumeur kystique peut être enkystée.

Nature de la capsule. — Cette capsule est de nature variable; fibreuse dans l'immeuse majorité des cas, elle peut être osseuse ou cartilagineuse; ces modifications dans sa nature dépendent et du tissu qui forme la tumeur, et surtout du milieu où elle s'est développée. Le lipome, l'angiome, le myxome et le sarcome des parties molles ont toujours une coque cellulo-fibreuse. Les fibromes peuvent dans certain cas rares s'entourer d'une coque cartilagineuse ou osseuse, comme on le voit par les observations suivantes :

OBSERVATION XVI (résumée).

Fibrome utérin à coque cartilagineuse.

(Soc. anat., 1852, p. 55).

On présente à la Société une tumeur volumineuse naissant de la partie postérieure de l'utérus, creusée d'un kyste à son intérieur et entourée de quelques petits fibromes. Ce corps fibreux était formé d'une coque cartilagineuse, entourant des couches concentriques, calcaires vers le centre.

A côté de ce fibrome ayant des tendances à l'ossification, et dont la périphérie n'en est encore qu'à la période cartilagineuse, se placent les deux observations suivantes où la coque présente toutes les apparences macroscopiques du tissu osseux :

OBSERVATION XVII (résumée).

Fibrome de l'utérus à coque ossifiée.

(Soc. anat., 1869, p. 177).

Le corps fibreux se présente sous la forme d'une tumeur sphérique à surface irrégulière ayant le volume d'une orange. La partie centrale est formée d'aréoles calcifiées concentriques. La partie périphérique est blanche, dure et résistante, et forme au reste de la tumeur une sorte de coque d'apparence osseuse, dont l'épaisseur moyenne est de 3 à 5 millimètres.

OBSERVATION XVIII (résumée).

Fibrome calcifié de la fesse.

(Soc. anatomique, 1869, p. 178).

Cette tumeur, siégeant à la fesse, n'adhérait pas à la peau ; elle était mobile et indolente. Une incision permit d'énucléer la tumeur, qui était entourée d'une atmosphère graisseuse. A la coupe on a un tissu fibreux entouré d'une coque osseuse, avec des aiguilles de même nature, allant de la périphérie au centre.

Si dans les parties molles la capsule d'enveloppe

est presque toujours fibreuse, il n'en est plus de même quand il s'agit d'un néoplasme qui se développe à la périphérie ou à l'intérieur d'un os. L'observation suivante porte sur un enchondrome périosseux en train de subir la transformation calcaire, et qui reste protégé par une capsule cartilagineuse très nette :

OBSERVATION XIX (résumée).

Enchondrome du péroné à coque cartilagineuse

(Soc. anat., 1865, p. 537).

Un jeune homme de 16 ans, d'une bonne santé ordinaire, portait depuis trois ans, à la partie externe du genou, une tumeur indolente, progressive, immobile et dure.

Extirpation, large adhérence au péroné, érysipèle, guérison.

La tumeur, hémisphérique et mamelonnée, est recouverte sur toute sa surface d'une couche cartilagineuse de 1 à 5 millimètres d'épaisseur; au-dessous on trouve un tissu ossiforme, composé de cellules cartilagineuses ayant subi l'infiltration calcaire.

Parfois aussi l'enchondrome, lorsqu'il dépend d'un os, s'entoure d'une coque osseuse, comme le montrent les deux observations suivantes :

OBSERVATION XX (résumée).

Enchondrome de la main à coque osseuse.

(Favenc. Th. de Paris, 1857).

Un jeune garçon de 12 ans se fit amputer le médius de la main droite pour deux enchondromes qu'il portait à ce doigt depuis dix ans. Quatre mois après récidive, dans l'intervalle des troisième et deuxième métacarpiens. La tumeur, du volume d'une noix, est dure, bosselée, pédiculée et sans adhérence à la peau.

Désarticulation du deuxième métacarpien où s'implante la tumeur. Mort par infection purulente ; pas de généralisation.

La tumeur est enveloppée par une coque osseuse mince, faisant défaut en deux points ; de cette coque osseuse, adhérente à la tumeur, partent des lamelles osseuses qui pénètrent dans son intérieur.

OBSERVATION XXI (résumée).

Enchondromes multiples des mains à coque osseuse.
(Cruveilhier. Anat. pathol., t. III, p. 803).

Un homme de 26 ans, rachitique, portait de nombreuses tumeurs aux deux mains et au pied droit ; on enleva les tumeurs de la main droite, le malade guérit, et après sept ans il n'y avait pas de récidive Les tumeurs présentaient à la coupe une coque mince, constituée par une lame de tissu compact ; cette coque est remplie par un tissu osseux spongieux, creusé de vacuoles pleines de tissu catilagineux.

L'ostéosarcome s'entoure fréquemment d'une coque osseuse constituée par une couche de tissu compact d'épaisseur variable. Tel est le sarcome myéloïde du maxillaire inférieur faisant le sujet de l'observation XI. Plus souvent l'enveloppe isolante est double ; en dehors elle est de nature fibreuse et dépend du périoste ; en dedans elle est formée par du tissu osseux, C'est ce qu'on voit dans l'observation suivante :

OBSERVATION XXII (résumée).

Sarcome myéloïde de l'extrémité inférieure du fémur droit.
(Nélaton. Thèse, 1860).

Une jeune fille de 21 ans, d'une santé générale excellente, portait depuis deux ans une tumeur de la partie inférieure du fémur droit, tumeur résistante, fluctuante et douloureuse ; peau distendue et variqueuse, sang artériel à la ponction.

Amputation de la cuisse, guérison, pas de récidive après trois ans.

La tumeur est enveloppée de toutes parts par une capsule ostéofibreuse, formée par le périoste et la couche osseuse sous-jacente. A la coupe on a une masse rougeâtre et charnue, au microscope on a surtout des myéloplaxes et des éléments fibro-plastiques.

Quelquefois même une mince capsule fibreuse tapisse la surface interne de la coque osseuse et constitue au néoplasme une troisième enveloppe :

OBSERVATION XXIII (résumée).

Sarcome myéloïde à coque osseuse et fibreuse. (Thèse Nélaton).

Une jeune fille de 16 ans avait depuis six ans une tumeur de la fosse canine. Du volume d'une orange, la tumeur est dure et indolente ; pas d'adénite sous-maxillaire, état général excellent.

· On enlève avec la tumeur une bonne partie du maxillaire supérieur ; érysipèle, varioloïde, guérison.

Cette tumeur, composée d'une masse rougeâtre, est recouverte de dehors en dedans : 1° d'une enveloppe fibreuse constituée par le périoste ; 2° d'une coque osseuse qui envoie dans l'intérieur de la tumeur des cloisons et des demi-cloisons constituant des aréoles secondaires ; 3° d'une seconde membrane fibreuse qui tapisse la face interne de ces aréoles et n'a subi aucune altération.

Quoi qu'il en soit de sa nature, la capsule enveloppe complètement la tumeur, excepté en un point où celle-ci s'attache à l'organisme. Ce point constitue un pédicule caché, un véritable hile par où le néoplasme reçoit la plus grande partie de ses artères. La capsule est ainsi une véritable poche n'ayant, tant qu'elle est intacte, qu'un orifice notable, et isolant ainsi parfaitement le produit morbide des tissus voisins.

Cette capsule a une épaisseur variable ; parfois épaisse et résistante, d'autrefois et plus souvent elle est mince et transparente, et il faut une certaine attention pour constater son existence. C'est ainsi que dans le lipome elle est tellement mince que Cruveilhier prétend (1) « qu'il n'est jamais entouré d'une poche de circonscription succeptible d'être démontrée par par les secours de la dissection. Mais, ajoute-t-il, on peut à la rigueur considérer comme une sorte de kyste une membrane opaline extrêmement mince et d'ailleurs incomplète qui forme son enveloppe de circonscription. » Du reste l'épaisseur de la capsule va souvent en diminuant à mesure que la tumeur augmente de volume et la distend.

Presque toujours cette épaisseur varie suivant les points où l'on étudie le kyste ; la tumeur étant sou-

(1) Anat. path., t. III, p. 302.

vent bosselée, la capsule s'amincit au niveau des bosselures pour s'épaissir au niveau des sillons qui les séparent, et par là même sa résistance est inégale : cette disposition, signalée dans un grand nombre d'observations, est très nette dans la suivante :

OBSERVATION XXIV (résumée).

Sarcome myxte du sein, fibreux au centre, fasciculé à la partie moyenne, myxomateux à sa superficie.

(Labbé et Coyne. Tum. du sein, p. 296.)

Une femme de 54 ans portait depuis dix ans, au sein gauche, une petite tumeur indolente ; depuis deux ans la tumeur a atteint le volume d'une tête de fœtus et distendu la peau qui est saine; mamelon normal. Tumeur mobile sous la peau et sur les parties profondes ; pas d'adénite, ni de douleurs.

On enlève la tumeur et la glande ; guérison en sept semaines.

La tumeur est entourée d'une enveloppe fibreuse mince, nacrée et transparente au sommet des bosselures, plus épaisse et opaque à la périphérie des lobules ; ceux-ci sont séparés par des sillons où s'enfonce la capsule d'enveloppe ; la glande est refoulée en dedans et en bas. La tumeur est composée de trois parties : un noyau central dur et fibreux ; une zone moyenne kystique, rosée, avec des cellules fusiformes ; et une zone périphérique molle et colloïde, jaunâtre, où l'on rencontre les éléments étoilés du myxome.

Des observations citées dans ce travail il semble d'ailleurs résulter que la capsule est d'autant plus mince que la tumeur est formée d'éléments moins actifs et plus inoffensifs : la mince pellicule du lipome n'égale point l'épaisseur de l'enveloppe du chondrome ou du sarcome.

Blanche et nacrée dans le cas où elle est assez épaisse pour avoir sa couleur propre, elle est souvent assez transparente pour n'avoir d'autre couleur que celle de la tumeur qu'elle entoure ; elle n'empêche point le le lipome d'être jaunâtre ni l'angiome d'apparaître avec une coloration rouge plus ou moins foncée.

Lorsqu'elle est de nature fibreuse, la capsule est constituée par un tissu cellulaire dense, tassé pour ainsi dire, où l'on trouve peu d'éléments cellulaires, mais où dominent les faisceaux parallèles ou entrecroisées de fibres lamineuses, mêlées à quelques fibres tortueuses élastiques. Se rapprochant ainsi des aponévroses par sa pauvreté en cellules, ordinairement peu vasculaire, la membrane d'enveloppe ne s'enflamme que rarement, et résiste toujours assez longtemps à l'envahissement des éléments morbides de la tumeur.

Cette capsule est presque toujours percée d'orifices plus ou moins nombreux par où s'échappent des veines qui vont se perdre dans les troncs veineux voisins, et par où pénètrent quelques artérioles destinées à la tumeur. Dans certains cas la capsule, formée de plusieurs couches, se creuse de canaux, assez semblables aux sinus de la dure mère, où sont contenues des veines volumineuses ramenant le sang de la tumeur. Parfois les veines s'appliquent seulement sur l'enveloppe fibreuse sans y pénétrer. C'est ce que nous montrent les observations suivantes :

OBSERVATION XXV (résumée).

Fibrome de l'utérus.

(Soc. anatom., 1845, p. 13).

Femme de 60 ans : tumeur utérine entourée de grosses veines et divisée en lobes séparés les uns des autres par du tissu cellulaire et des veines; pas de pédicule; elle est entourée d'une capsule fibreuse dans laquelle se sont développées plusieurs veines.

OBSERVATION XXVI (résumée).

Adéno fibrome volumineux du sein.

(Notta, cité par Labbé et Coyne.)

Une femme de 52 ans porte, depuis l'âge de 25 ans, à la partie supérieure du sein droit, une tumeur augmentant de volume à chaque grossesse, bosselée, dure, douloureuse, mobile sous la peau et sur les parties profondes ; pas d'adénite axillaire, santé bonne.

Incision elliptique, énucléation facile de la tumeur; on respecte la glande. Guérison rapide, récidive au bout de six mois. La nouvelle tumeur est dure, bosselée, indolente et très mobile.

La première tumeur enlevée, du poids de 2,500 gr., s'énuclée facilement du tissu adipeux qui l'entoure : sa surface est bosselée. Toute cette surface est recouverte par une enveloppe fibreuse d'un blanc nacré par place et alors elle est aponévrotique ; elle est très mince en d'autres points. C'est au niveau des sillons de séparation des bosselures, et surtout des points de convergence de ces sillons, que la capsule fibreuse acquiert sa plus grande épaisseur ; elle est au contraire très mince au niveau des parties saillantes, bien qu'on puisse y démontrer très clairement son existence. On sent manifestement que les parties déprimées de la capsule sont attirées vers le centre de la tumeur par des tractus fibreux qui séparent les unes des autres les diverses cavités kystiques de la tumeur. L'enveloppe est sillonnée par de grosses veines dont le volume égale le volume d'une plume de corbeau : elles émergent de la partie centrale au niveau des dépressions et sont contenues dans un dédoublement de l'aponévrose d'enveloppe. Sur une coupe de la tumeur on voit des cavités irrégulières communiquant les unes avec les autres, alternativement dilatées et rétrécies, avec d'énormes végétations dont quelques-unes sont calcifiées. Au microscope les faisceaux conjonctifs ont cessé d'être visibles, et les cellules plates, interposées à ces faisceaux, ont disparu.

OBSERVATION XXVII (résumée):

Fibrome de la fesse.

(Soc. anatom., 1863, p. 567.)

Homme de 34 ans, tumeur datant de 15 ans, ferme, indolente, lentement progressive, du volume d'un œuf de poule, lourde, glissant sous la peau qui est saine et vascularisée ; santé excellente.

L'incision permet l'énucléation de la tumeur ; il en résulte une poche limitée par le grand fessier, le rectum et l'ischion ; ligature de quelques artérioles, guérison rapide.

La tumeur, pesant 1,100 gr., a nettement une membrane fibreuse d'enveloppe, sur laquelle sont appliquées des veines sinueuses. Au-dessous on a une substance dense, fibreuse et lobulée.

Les artères sont rares dans la capsule : elles pénètrent plutôt par le pédicule, et ne donnent à la capsule que quelques fins rameaux d'après Bérard. Cependant dans quelques cas rares, la vascularisation artérielle de la capsule a été assez riche pour être spécialement signalée :

OBSERVATION XXVIII (résumée).

Angiôme simple de l'orbite.

(Holmes, Chicago Medical Journal, t. XXVIII, cité par Monod, thèse 1873.)

Femme de 48 ans, atteinte d'une exophthalmie gauche. A la partie supéro-externe de l'orbite on sent une tumeur dure, et parfaitement circonscrite. Extirpation, quinze jours après guérison.

La tumeur est enveloppée d'une fine capsule, très riche en vaisseaux dont aucun ne pénétrait dans la tumeur. Celle-ci était composée de petites loges indépendantes, pleines de sang ; la structure ressemblait à celle du tissu caverneux. Autour de la tumeur le microscope ne put découvrir rien de suspect.

Comme conclusion de la disposition enveloppante de la capsule et de son mode de vascularisation, on peut dire que la tumeur enkystée est indépendante des tissus voisins ; ce n'est pas un corps étranger, mais un véritable organe isolé, assez semblable, au point de vue de ses rapports avec l'organisme, soit à un ganglion lymphatique, soit au testicule.

Si la capsule est osseuse, elle est formée par une couche de tissu compacte d'épaisseur variable, dense, très résistante, qui est peu vasculaire, et ne cède que difficilement à la tension de la tumeur. Cette couche de tissu compacte existe toujours dans les tumeurs osseuses enkystées, lors même que le tissu spongieux en est le siège. Cette capsule osseuse est souvent renforcée par une doublure fibreuse constituée par le périoste distendu ou épaissi au niveau du néoplasme. (Voyez les observations XXII et XXIII.)

Rapports de la capsule avec la tumeur. — La capsule que nous venons de décrire fait absolument corps avec la tumeur et elle lui adhère assez intimement pour qu'il soit difficile, sinon impossible, de la détacher autrement qu'avec le scalpel. Cette adhérence, qui est plus considérable lorsque la capsule est fibreuse, tient à deux causes : d'abord les vaisseaux artériels et veineux en passant de l'une à l'autre établissent déjà des connexions assez intimes ; mais l'adhérence est surtout le fait des prolongements que la capsule envoie dans l'intérieur du néoplasme, prolongements de même nature qu'elle, fibreux si elle est fibreuse, osseux si elle est osseuse.

Lorsqu'on fait la coupe d'une tumeur enkystée, on voit, en effet se détacher de la face interne de la capsule fibreuse, des tractus fibreux en nombre variable, qui s'enfoncent dans les sillons que l'on observe à la périphérie du néoplasme. Ces lamelles fibreuses se divisent et se subdivisent, et de leur ensemble résulte un véritable réseau celluleux qui semble converger vers le pédicule. Ces cloisons divisent la tumeur, comme une glande en grappe, en lobes et lobules, dont la base regarde la périphérie de la tumeur et le sommet est tourné vers son point d'implantation. Cette lobulation est plus ou moins nette suivant l'âge et la nature de la tumeur. Elle est très accentuée dans le lipome, le fibrome et le chondrome; l'observation XXVI, portant sur un adéno-fibrome du sein, en est un très bel exemple. Nous retrouvons cette disposition dans la plupart des faits que nous citons et surtout dans les observations suivantes :

OBSERVATION XXIX (résumée).

Lipome enkysté de la langue.

(Soc. anatomique, 1854, p. 349.)

Un homme de 35 ans portait sur la partie latérale droite de la langue une tumeur qui semblait remonter à la naissance. Cette tumeur avait progressivement et lentement atteint le volume d'un œuf de pigeon; toujours indolente, globuleuse, elle soulevait, sans l'altérer, la muqueuse, qui est tendue, lisse et variqueuse. Parfaitement circonscrite, mobile, sans adhérence ni à la muqueuse, ni aux parties profondes, la tumeur avait en certains points la consistance vaguement fluctuante du lipome, et à sa périphérie la dureté du fibrome. Une simple incision fit saillir la tumeur avec sa membrane d'enveloppe d'un blanc jaunâtre; l'énucléation fut facile, car il n'existait d'adhérence qu'à la partie postéro-interne, l'hémorrhagie fut insignifiante et la réunion se fit par première intention.

La tumeur avait la forme d'une grosse amande. De nature fibreuse à sa partie antérieure et interne, elle était lipomateuse dans le reste de son étendue. Elle était entourée d'une membrane fibro-celluleuse, véritable kyste, qui isolait parfaitement la tumeur des parties voisines, avec lesquelles elles n'avait que des adhérences extrêmement lâches. Cette capsule, formée aux dépens du tissu cellulaire, adhérait intimement à la tumeur; elle envoyait dans l'intérieur de nombreux tractus qui cloisonnaient le lipome et le divisaient en autant de petites loges uniquement remplies de vésicules adipeuses.

OBSERVATION XXX (résumée).

Adéno-fibrome du sein.

(Labbé et Coyne. Tumeurs bénignes, etc.)

Une femme de 42 ans, sortie guérie un mois après l'opération, portait depuis deux ans, à la partie externe du sein droit une tumeur dure, bosselée et mobile.

Incision, énucléation facile, sauf quelques adhérences en arrière érysipèle, puis guérison rapide.

C'est une tumeur ovalaire, recouverte d'une enveloppe fibreuse très nette, mais mince. Les bosselures sont séparées par des dépressions au niveau desquelles la capsule est plus épaisse et paraît se continuer vers le centre de la tumeur. A la coupe la tumeur est divisée en lobules par des tractus fibreux qui les rattachent à la capsule. Au microscope le tissu conjonctif périacineux renferme des cellules plates tuméfiées et très abondantes, et des artérioles développées. C'est un fibrome dont le point de départ est le tissu conjonctif périacineux.

OBSERVATION XXXI (résumée).

Ostéochondrophite du pubis.

(Cruveilhier. Anatomie pathol., t. III.)

Cette tumeur, naissant de la face antérieure du corps et de la branche du pubis gauche, débordait en haut et en bas le corps de cet os et s'étendait jusqu'à la face postérieure. C'est une tumeur lobuleuse et mamelonnée; les lobules sont séparés par des sillons profonds que remplissent des brides fibreuses. La tumeur est enveloppée d'un kyste fibreux, espèce de gangue très dense, d'inégale épaisseur, qui s'enfonce dans les sillons interlobulaires, et adhère intimement à la tumeur qu'elle isole parfaitement des parties voisines. Ce kyste enlevé, on distingue mieux la division de la tumeur en lobules framboisés, s'implantant tous sur une base commune. A la coupe la surface des lobules est cartilagineuse et le centre ossifié. Dans le pédicule commun s'enfoncent des aiguilles osseuses venant du pubis.

Quelques fois cette lobulation de la tumeur est tellement complète que l'on n'a plus une seule tumeur, mais une réunion de plusieurs masses indépendantes. Dans ce cas, il n'y a pas de capsule commune entourant le néoplasme que l'on désigne alors, peut être à tort, sous le nom de tumeur diffuse ; car chaque partie a son enveloppe propre. Tel est la disposition qu'affectait un lipone de la nuque dont nous devons la communication à notre collègue et ami Marfan :

OBSERVATION XXXII (résumée).

(Marfan. Gaz. médic., 1882, nº 35 et 36.)

Un homme de 23 ans, entré à Cochin pour une fracture bi-malléolaire, porte depuis l'âge de 7 ans, une tumeur à la partie supérieure de la nuque, tumeur indolente, demi-sphérique, du volume du poing, sessile et molle.

L'incision de la peau conduit sur une masse de lobules graisseux, isolés les uns des autres par des tractus fibreux partant du derme pour s'enfoncer dans la tumeur. On doit sectionner successivement tous ces tractus fibreux; peu d'hémorrhagie, guérison en quinze jours. La tumeur est composée de loges fibreuses pleines de pelotons adipeux. Les tractus fibreux ne sont que les cloisons fibreuses de la couche cellulo-graisseuse sous-cutanée; il y a simple hypertrophie et non tumeur; en tout cas pas de coque fibreuse entourant l'amas graisseux.

Dans les angiômes enkystés les cloisons fibreuses partant de la capsule constituent un tissu aréolaire en tout semblable, comme aspect macroscopique, au tissu érectile des organes génitaux :

OBSERVATION XXXIII (résumée).

Tumeur érectile de la région temporale.

(Soc. anatom., 1860.)

Une femme de 50 ans, porte depuis douze ans une tumeur de la tempe droite. D'abord grosse comme un petit pois, indolente, lentement et régulièrement progresstve, cette tumeur prit un acccoissement rapide à partir de la ménaupose ; actuellement elle est arrondie, grosse comme un œuf de poule, largement pédiculée, et mobile sous la peau qui est saine.

Extirpation. — La tumeur siège au-dessous de l'aponévrose temporale; molle et noirâtre elle adhère faiblement au muscle crotaphyte; elle est enveloppée d'une couche mince de tissu cellulaire au-dessous de laquelle est sa membrane propre, lisse et luisante. De cette membrane partent de tractus fibreux qui circonscrivent des aréoles analogues à celles du tissu érectile; le microscope a confirmé cette analogie.

La lobulation de la tumeur est moins nette dans

les tumeurs à éléments actifs, comme le myxome et le sarcome ; elle peut également disparaître dans les tumeurs volumineuses de la nature la plus bénigne. Dans ces cas les cloisons qui divisaient primitivement la tumeur sont ou envahies par les éléments morbides, ou détruites par distension, mais presque toujours on peut retrouver à la périphérie, dans des épaississements de la capsule, les vestiges de cette disposition effacée vers le centre. Ainsi l'observation suivante nous montre un fibrome encore mamelonné à la périphérie, mais ayant un noyau central absolument compact :

OBSERVATION XXXIV (résumée).

Fibrome sous-cutané implanté sur l'aponévrose du fascia lata.

(Cruveilhier. Anat. path., t. III, p. 778.)

Cette tumeur était implantée par une large base sur l'aponévrose du fascia lata. Du volume d'une tête de fœtus à terme, elle étai ovoïde, à surface lobulée. Une membrane fibreuse l'enveloppait en lui adhérant ; elle présentait au fond des sillons des épaississements qui semblaient par leur étreinte avoir déterminé la disposition lobuleuse d'ailleurs superficielle de la tumeur. La coupe révela un corps fibreux infiltré de sérosité.

C'est également par la disparition des tractus internes de la membrane d'enveloppe que certaines tumeurs érectiles limitées se transforment en kystes uniloculaires, ce qui est un de leurs modes de guérison.

Ces tractus fibreux ne servent pas seulement à unir la capsule à la tumeur ; ils sont encore des guides conducteurs pour les artérioles qui se rendent au néoplasme et pour les veines qui en sortent. Leur disparition amène la diminution de l'activité circulatoire et peut expliquer ainsi le ramollissement qui s'empare de certaines tumeurs, et qui va presque toujours du centre vers la périphérie, ramollissement qui peut aboutir à un kyste central.

Cette adhérence de la capsule à la tumeur peut diminuer et même disparaître; quelques lacunes se forment, puis, celles-ci se rapprochant, il s'établit peu à peu une véritable cavité séreuse dont la paroi externe est constituée par la capsule et la paroi interne par la masse morbide ; dans ces cas la capsule forme à la tumeur une sorte de vêtement qui l'entoure sans lui adhérer. Il en résulte que la tumeur ne reçoit plus de vaisseaux de son enveloppe et que le pédicule doit suffire à sa nutrition. Je n'ai rencontré cette disposition que dans les fibromes, et surtout dans ceux qui sont exposés à des frottements répétés.

OBSERVATION XXXV (résumée).

Fibrome du tissu cellulaire sous-aponévrotique de la cuisse.

(Cruveilhier. Anat. path., t. III, p. 777.)

Ce malade portait sous l'aponévrose fémorale à la région externe de la cuisse un corps fibreux du volume du poing, divisé en lobules distincts. Mobile, ce fibrome était enveloppé d'un kyste d'isolement adhérent par sa face interne. La section permet de voir plusieurs masses sphéroïdales de volumes divers, naissant d'un pédicule commun ; chacune de ces masses est entourée à la manière d'un vêtement par un kyste non adhérent, dont elle est séparée par une couche de liquide.

OBSERVATION XXXVI (résumée).

Adéno-fibrome du sein.

(Labbé et Coyne, p. 184.)

Cette jeune fille de 18 ans porte à la région du sein gauche une tumeur du volume du poing, dure, bosselée et mobile sous la peau. Opération en mai 1873; guérison en six semaines, pas de récidive deux ans après.

La tumeur, du volume d'une grosse pomme, bosselée, s'énuclée facilement, mais se rattache à la glande par un pédicule. Une capsule fibreuse nacrée, très mince et très peu vasculaire recouvre toute la tumeur. Quelques cavités kystiques séparent la tumeur de sa capsule d'enveloppe.

OBSERVATION XXXVII (résumée).

Fibrome ulcéré du sein.

(Labbé et Coyne, p. 275.)

Une femme de 72 ans porte depuis vingt-quatre ans, à la partie externe et inférieure du sein droit, une tumeur toujours mobile et indépendante, ulcérée depuis trois mois ; mamelon normal, peau saine, pas d'adénite axillaire, santé bonne. La tumeur ulcérée se présente sous la forme d'un champignon étranglé au niveau de l'ulcération cutanée ; à ce niveau la tumeur n'adhère pas à la peau, et l'on peut avec une sonde faire le tour du pédicule ; la surface est rouge et mamelonnée. Une incision agrandit l'ouverture et permet d'énucléer la tumeur ; réunion par première intention dans les 3/4 de la plaie ; érysipèle ; guérison complète au bout d'un mois ; pas de récidive au bout d'un an.

La tumeur est composée d'une grande cavité renfermant des masses globuleuses indépendantes de la paroi du kyste et reliées les unes aux autres par des tractus fibreux. M. Cornil reconnaît dans ces lobules des acini hypertrophiés.

La nature osseuse de la capsule ne modifie par ses rapports avec la tumeur. Si alors les adhérences sont moins intimes, on n'en voit pas moins des lamelles osseuses partir de la coque enveloppante, disséquer pour ainsi dire la tumeur, et, par leurs divisions successives, la partager en lobes distincts et presque indépendants. Comme dans le cas de capsule fibreuse, ces prolongements peuvent disparaître et la poche, d'abord aréolaire, former une cavité unique à parois à peu près lisses. Telle est la disposition que présentait très nettement le sarcome myéloïde du maxillaire supérieur qui fait l'objet de l'observation XXIII.

Rapport de la capsule avec les organes voisins. — Si la capsule d'enveloppe s'unit intimement à la tumeur, elle semble au contraire s'isoler des organes de voisinages. Lorsqu'on enlève une tumeur enkystée, on est parfois surpris de la facilité avec laquelle elle se laisse énucléer : il suffit souvent des doigts ou de la sonde cannelée pour la détacher des tissus qui l'entourent ; il ne se fait souvent qu'une hémorrhagie insignifiante, et l'on peut parfois se dispenser de faire aucune légature. La facilité de cette énucléation et cette absence d'hémorrhagie abondante tiennent précisément à l'indépendance de la tumeur par rapport aux parties voisines. Cette indépendance est produite par la présence tout autour de la tumeur enkystée d'une zone d'un tissu cellulaire très lâche. Velpeau, dans son Traité des maladies du sein, parle souvent de cette zone celluleuse à propos de la tumeur adénoïde, et il attribuait à sa présence l'innocuité de cette tumeur bénigne. Cette atmosphère isolante, que signalent également Cruveilhier et Broca, est d'une épaisseur variable. Elle est traversée par quelques vaisseaux peu volumineux et surtout de nature veineuse, de sorte qu'au point de vue vasculaires la tumeur dépend à peine des tissus voisins ; on peut comparer cette vascularité périphérique des tumeurs enkystées à celle des ganglions lymphatiques qui ne reçoivent et n'émettent, en dehors du hile, que quelques ramuscules vasculaires à sang rouge.

Cette laxité du tissu cellulaire autour des tumeurs enkystées est d'ailleurs variable : elle peut augmenter ou disparaître suivant les cas.

En effet ce tissu cellulaire lâche est une véritable

ébauche de cavité séreuse, dont la paroi interne est constituée par la surface externe de la capsule et la paroi externe est formée par les tissus voisins. Il entoure de toutes parts la tumeur excepté au niveau du pédicule, du point où la tumeur se rattache à l'organisme. Mais dans certains cas, cette séreuse incomplète peut s'achever. C'est ainsi que l'observation suivante nous montre un myxome du sein ulcéré, et entouré d'une véritable séreuse dont la paroi externe se continuait avec la peau par une transition insensible ; mais la tumeur elle-même n'adhérait en aucun point à cette paroi externe de la cavité.

OBSERVATION XXXVIII (résumée).

Myxome endo-canaliculaire du sein ulcéré.

(Labbé et Coyne, p. 222.)

Chez cette malade la peau présentait en un point de la surface mammaire une solution de continuité par où s'échappait une tumeur de couleur noirâtre. Après l'amputation du sein, on trouva que la tumeur était contenue dans une vaste cavité séreuse ouverte au niveau de l'ulcération cutanée ; à ce niveau la peau se continuait sans transition brusque avec la paroi externe de la cavité séreuse. Le microscope révéla que la peau était envahie par la dégénérescense muqueuse et que la tumeur était composée de tissu muqueux.

Dix mois après pas de récidive.

Sans doute il n'est pas fréquent de rencontrer cette séreuse aussi parfaite ; mais il n'est pas rare de trouver au devant des tumeurs enkystées superficielles de petites cavités séreuses limitées. Pour qu'elles se forment, il faut que la tumeur soit exposée à des frottements assez fréquents, et qu'elle soit assez résistante pour rendre leur action efficace. C'est du reste par ce mécanisme que se forment les bourses séreuses professionnelles ; c'est également ce qui aurait lieu pour la formation des grandes séreuses viscérales ; ces cavités, loin de prexister aux organes, sont le résultat de leurs mouvements (1). Ces bourses séreuses peritumorales se montrent surtout, comme on devait s'y attendre, à la face externe du néoplasme, plus rarement à le face profonde ; en tout cas, cette cavité, ébauchée ou complète, explique parfaitement la mobilité plus ou moins grande des tumeurs enkystées.

Il arrive plus rarement que la tumeur adhère aux tissus voisins. C'est ainsi que dans l'observation suivante on voit un lipome enkysté rester en contact avec des fibres musculaires.

OBSERVATION XXXIX (résumée).

Lipome intra-musculaire du vaste interne de la cuisse.
(Soc. anat., 1876, p. 505.)

Un homme de 50 ans portait la cuisse depuis six mois une tumeur du volume du poing; indolente, semi-fluctuente; santé générale excellente. On fit une incision à la peau et au tissu cellulaire. La tumeur, qui s'était créée une vaste poche dans l'épaisseur du muscle vaste interne, se composait de deux lobes, et fut enlevée facilement par énucléation. A la surface de la membrane d'enveloppe adhéraient des fibres musculaires disséminées, c'était un lipome pur.

Dans ce cas, l'adhérence est primitive ; les muscles n'ont pas cessé d'adhérer à la membrane celluleuse qui les enveloppait eux-mêmes avant la formation de la tumeur. Mais le plus souvent ces adhérences sont secondaires : elles sont le résultat ou d'une inflammation, ou de l'infiltration de la zone celluleuse périphérique par les éléments constitutifs de la tumeur.

(1) Richet. Anat. chir., p. 69.

L'inflammation, soit aiguë, soit chronique, peut en effet s'emparer du tissu cellulaire qui entoure la tumeur. Dans le premier cas, résultat fréquent d'un traumatisme, le travail phlegmasique peut aboutir à la suppuration et amener la formation d'un abcès, ou bien produire un épaisissement de la zone aréolaire qui isole la tumeur ; dans le cas de phlegmasie chronique, l'épaississement de cette zone est amené par l'irritation continue que détermine la tumeur. Telle est l'opinion de Cruveilhier (1) et de Broca (2) à propos de ces adhérences secondaires. « S'il y a adhérences des corps fibreux de l'utérus avec le tissu de cet organe, dit le premier de ces auteurs, c'est qu'il y a inflammation. » Et Broca appuie cette opinion : «Lorsque la tumeur est volumineuse et ancienne, dit-il en parlant des corps fibreux de l'utérus, elle peut adhérer assez fortement à la paroi utérine pour résister à toutes les tentatives d'énucléation... Cela dépend sans doute en partie du nombre et du volume des vaisseaux nourriciers qui traversent l'atmosphère celluleuse de l'hystérome ; mais cela dépend surtout des adhérences accidentelles qui se sont établies, par suite probablement d'un travail d'inflammation chronique, entre la surface de la tumeur et le tissu utérin adjacent. » En tout cas, ce tissu cellulaire devient plus dense, des vaisseaux s'étendent des organes voisins à la capsule, comme on voit une circulation accidentelle s'établir entre les deux parois de la plèvre enflammée. La tumeur, jusque-là mobile et facile à énucléer, devient

(1) Anatomie pathologique, t. III.
(2) Traité des tumeurs, t. II.

adhérente et d'une extirpation plus laborieuse, sans que pour cela elle ait dépassé sa capsule et soit devenue plus dangereuse par elle-même ; parfois, dans ce cas, les ganglions lymphatiques deviennent volumineux et s'enflamment, et l'on pourrait croire à leur infection spécifique si on ne les voyait diminuer de volume après l'ablation du néoplasme. C'est ce qui a lieu dans l'observation L citée plus loin, où il s'agit d'un sarcome encéphaloïde du radius.

Mais l'adhérence peut être encore le résultat de la destruction de la capsule : dans ce cas les éléments de la tumeur devenus libres et ne trouvant à leur propagation aucun obstacle dans cette zone celluleuse lâche, se répandent de toutes parts et immobilisent la tumeur ; dès lors celle-ci est diffuse, les ganglions s'infiltrent de tissu néoplasique et les viscères à leur tour peuvent être envahis.

Dans les observations que nous avons pu recueillir et où il s'agit de capsule osseuse, on ne signale point l'état du tissu osseux entourant la coque isolante ; nous ne savons s'il est épaissi ou raréfié.

Il peut arriver que la tumeur paraisse parfaitement limitée, qu'elle reste immobile, lorsque déjà son atmosphère celluleuse est envahie par des cellules embryonnaires annonçant un début de dégénérescence néoplasique ; de là ce conseil de Labbé (1), suivi en cela par Tillaux, qui recommande, dans le cas de sarcome, une ablation large et dépassant de beaucoup les limites de la tumeur.

(1) Traité des tumeurs bénignes du sein.

Pathogénie de la capsule. — La manière dont se développe cette membrane isolante a été bien exposée par Broca, nous ne saurions mieux faire que de le citer : « Cette enveloppe, dit-il (1), est constituée tantôt en tout ou en partie par une membrane naturelle plus ou moins distendue et épaissie, tantôt par une membrane accidentelle, due à la condensation et à l'hypertrophie du tissu conjonctif ambiant, auquel se joignent souvent les produits d'une inflammation chronique provoquée par la présence de la tumeur. » Les tumeurs glandulaires s'enkystent par le premier procédé, les tumeurs des os ou du tissu cellulaire par le second.

En effet, les tumeurs glandulaires trouvent une capsule toute naturelle dans la couche cellulaire qui entoure chaque glande à l'état normal ; elles n'ont qu'à se l'approprier. Cette couche celluleuse se condense par distension ; mais elle peut s'épaissir et s'épaissit souvent en effet, par suite de l'irritation trophique qu'amène et entretient la présence de la tumeur ; aussi est-ce dans les néoplasmes glandulaires que l'enkystement est le plus marqué et le plus complet ; la tumeur ressemble à un lobe hypertrophié de la glande. Autrefois, lorsqu'on ne connaissait qu'imparfaitement le développement des adéno-fibromes et des adéno-sarcomes aux dépens des éléments glandulaires, on admettait que la production morbide prenait la disposition lobulée par une sorte d'action catalytique du tissu glandulaire ; c'était l'opinion que défendait Vel-

(1) Traité des tumeurs, t. I.

peau (1) à propos de l'adénoïde du sein. En réalité la tumeur est lobulée parce qu'elle se développe dans la capsule de la glande et se contente de la remplir.

Lorsque la tumeur se développe dans le tissu cellulaire, la membrane qui l'entoure est plus accidentelle, et c'est la tumeur elle-même qui se fait son vêtement, si l'on peut s'exprimer ainsi. La tumeur en effet s'est développée dans une aréole du tissu cellulaire et elle est ainsi entourée par les cloisons qui limitent cette aréole. En augmentant de volume, le néoplasme presse sur les alvéoles voisines et les affaisse ; par suite de la pression, les cloisons celluleuses sont tassées les unes contre les autres, et, comme ce travail se fait sur toute la périphérie de la tumeur, il en résulte la formation d'une véritable capsule plus ou moins dense et plus ou moins épaisse. Dans ce cas la tumeur n'est pas lobulée ; or, l'on sait que la plupart des tumeurs enkystées sont mamelonnées à leur surface et divisées à la coupe en lobes distincts. C'est qu'au début les éléments morbides occupent le plus souvent plusieurs aréoles; chaque aréole envahie se laisse distendre en conservant son indépendance, et l'on peut expliquer ainsi les tractus fibreux qui cloisonnent la tumeur. Mais comme dans le cas précédent les alvéoles saines sont affaissées et leurs parois condensées constituent la capsule isolante.

On m'objectera peut-être que, si tel est le processus qui préside à la formation de la capsule, celle-ci devrait augmenter d'épaisseur à mesure que grandit la tumeur; or on sait qu'il n'en est rien et que le con-

(1) Traité des tumeurs du sein.

traire a lieu le plus souvent. A cela je répondrai que la tumeur, dès qu'elle a un certain volume, s'entoure de la zone celluleuse lâche dont j'ai parlé ; cette zone joue le rôle d'une séreuse et sépare la capsule déjà formée des tissus voisins. Il s'ensuit que cette capsule ne peut plus s'épaissir par l'adjonction de nouvelles couches conjonctives, et que, réduite à elle-même, elle ne peut que se distendre, s'amincir et finalement s'érailler, à moins qu'un travail d'irritation trophique n'amène son hypertrophie par la formation de nouveaux éléments conjonctifs dans son épaisseur.

Dans certaines régions les cloisons celluleuses sont très résistantes ; c'est ce qui a lieu à la nuque ; dans ce cas les aréoles envahies par la tumeur restent distinctes ; chacune se distend pour son compte ; la masse morbide est alors formée de plusieurs tumeurs juxtaposées, et on lui donne à tort le nom de tumeur diffuse. Tel est l'exemple que fournit l'observation XXXII, où il s'agit d'un lipome de la nuque ; ce lipome est formé de lobules absolument indépendants ayant chacun son pédicule et son adhérence propre ; ce qui en rendit la dissection plus longue et l'énucléation impossible.

C'est absolument de la même manière que se forme la coque de tissu compact qui entoure les tumeurs des os. Souvent, au début, le néoplasme est contenu dans plusieurs alvéoles osseuses ; ces cavités, d'abord distinctes, s'agrandissent, les lamelles qui les séparent, distendues, finissent par disparaître et l'on a une cavité unique à parois anfractueuses (1). C'est donc par

(1) Nélaton, Thèse Paris, 1860.

refoulement, tassement du tissu osseux, que se forme la coque isolante des ostéo-néoplasmes. Cependant Schwartz (1) ne voit dans cette enveloppe qu'une production osseuse nouvelle, résultat d'une ostéite condensante amenée par la présence de la tumeur. Mais ce mode de formation, qui existe dans certains cas, n'explique pas la production de ces cloisons osseuses, qui partent de la capsule et divisent la tumeur en lobules, tandis que cette disposition s'explique d'elle-même si l'on admet, comme Nélaton, que la coque protectrice n'est que le résultat de la distension et du tassement des lamelles osseuses.

Nous avons vu que certaines tumeurs, siégeant en dehors des os, pouvaient avoir une capsule d'apparence osseuse. C'est ce que nous montrent les observations XVII et XVIII portant sur des fibromes à coque ossiforme ; cet aspect est le résultat de la calcification de la capsule fibreuse ; je dis calcification et non ossification, car il est probable qu'on ne trouverait pas dans cette capsule les ostéoplastes dont la presence fait partie intégrante du tissu osseux véritable.

La capsule d'enveloppe forme-t-elle un véritable kyste ? Eh bien ! non, ce n'est pas là un kyste véritable, comme celui qui entoure un corps étranger ou le produit accumulé d'une glande sébacée. Cette distinction a été déjà établi par Cruveilhier et Broca. « Le lipome, dit le premier de ces auteurs, est enchatonné et non enkysté, malgré la présence de la pellicule celluleuse qui l'entoure. » Le kyste, dit Broca, est une

(1) Thèse d'agrégation, 1880.

cavité close en rapport de simple contiguïté par sa surface interne avec une substance liquide ou solide, indépendante de la circulation générale. Lorsque le contenu est une substance organisée et continue par ses vaisseaux avec la paroi, la production accidentelle n'est plus un kyste, c'est une tumeur enkystée. »

Il existe, au point de vue de la pathogénie, une différence capitale entre la capsule d'une tumeur enkystée et le kyste qui entoure les corps étrangers. « Tout corps étranger introduit dans l'organisme, continue Broca, peut s'enkyster et s'enkyste même presque toujours s'il n'est pas rejeté au dehors. L'inflammation qu'il provoque, ou à défaut d'inflammation véritable, l'action irritante qu'il exerce sur les tissus, a pour conséquence la sécrétion d'une lymphe plastique jusqu'à une petite distance au sein des fibres adjacentes, et qui, s'organisant bientôt, constitue autour de lui une membrane isolante. La nature de cette membrane est indépendante de la nature du corps étranger ; sa structure est celle du tissu inodulaire.... On n'y trouve au microscope que des fibres du tissu fibreux ou du tissu conjonctif plus ou moins mêlées d'éléments fibro-plastiques.... Donc la substance organisable qui donne lieu à l'enkystement des corps étrangers est sécrétée à la faveur de l'action irritante qu'ils exercent autour d'eux, et elle est de nature des blastèmes inflammatoires. Elle est la conséquence de ce qu'on appelle la réaction des tissus : mais il faut que cette réaction soit modérée, qu'elle ne dépasse pas la période plastique de l'inflammation ; car si la suppuration se produit, le corps étranger au lieu de s'enkyster, est presque nécessairement éliminé. Quant aux productions accidentelles, organisées et vasculaires, qui participent à la vie commune, comme les tumeurs cancéreuses, fibreuses ou autres, elles peuvent s'entourer d'une membrane fibreuse ou fibro-celluleuse qui les limite, mais qui ne les isole jamais complètement, on les a désignées sous le nom de tumeurs enkystées. Mais le prétendu kyste n'est pas de formation nouvelle ; il est constitué tantôt par l'enveloppe naturelle de l'organe malade, tantôt par la condensation du tissu conjonctif ambiant; il ne forme pas une cavité close, puisqu'il laisse passer les vaisseaux nutritifs de la tumeur : enfin il est en continuité de tissu avec cette dernière et lui adhère même plus fortement qu'il n'adhère aux parties environnantes (1). »

De ce qui précède on peut conclure qu'il existe trois différences capitales entre la capsule des tumeurs enkystées et le kyste d'un corps étranger : 1° la capsule est due au refoulement du tissu cellulaire, le kyste est la conséquence d'un travail phlegmasique ; 2° la première est en rapport de continuité avec la tumeur par ses tractus fibreux et par ses vaisseaux, le second n'a que des rapports de contiguité avec le corps étranger ; 3° la capsule tend à s'isoler des tissus voisins et s'énuclée facilement, le kyste se continue d'une manière insensible avec les tissus ambiants et ne peut être énucléé. En somme, la capsule dépend de la tumeur, et le kyste adventif dépend des organes adjacents.

Le qualificatif d'enkysté appliqué aux tumeurs

(1) Broca. Traité des tumeurs.

comme nous l'entendons, n'est donc qu'à moitié juste; mieux vaudrait les appeler tumeurs encapsulées ou enchatonnées comme le voulait Cruveilhier; mais le nom de tumeur enkystée est consacré par l'usage; il suffit, pour éviter toute erreur, de connaître les différences qui séparent la capsule isolante des néoplasmes du kyste protecteur des corps étrangers.

Ainsi considérée au point de vue de ses rapports avec l'organisme, la tumeur enkystée n'a qu'une indépendance relative : elle tient le milieu entre les corps étrangers et les tumeurs diffuses.

Le corps étranger, lui, ne participe en rien à la vie de l'organe où il s'est logé; qu'il s'agisse d'un corps inerte, comme une balle de plomb, ou d'un corps vivant, comme une filaire ou un échinococque, ce corps étranger n'a que des rapports physiques avec son support. S'il est vivant, il vivra sans doute aux dépens de l'individu, mais en faisant subir aux éléments qu'il lui emprunte une élaboration spéciale, une véritable digestion; jamais aucun lien physiologique ne s'étendra de l'un à l'autre.

La tumeur enkystée est déjà moins indépendante : elle tient à l'organisme, elle en reçoit ses vaisseaux; elle peut être envahie par l'inflammation ou la gangrène tout comme un autre tissu. Pourtant, si on peut dire, elle fait bande à part, elle a sa vie propre, bien que puisée à une source commune, et, tant qu'elle reste limitée, elle n'atteint pas la vitalité de l'organisme; de même les modifications de l'organisme la laissent indifférente : que pour une cause quelconque l'individu maigrisse et se cachectise, la tumeur enkystée, quelque soit sa nature, même le lipome, conserve son volume et peut même continuer à s'accroître détournant ainsi à son profit les forces trophiques de l'organisme épuisé. En un mot, la tumeur enkystée se comporte comme un organe isolé, comme peuvent le faire, par exemple, la mamelle ou le testicule. Elle se développe par intussusception, par multiplication de ses éléments constitutifs, et non par l'envahissement des organes voisins qu'elle repousse.

Les tumeurs diffuses, qu'elles aient été primitivement enkystées ou non, se confondent par toute leur périphérie avec l'organe malade : en vain chercherait-on leurs limites précises, et le pédicule par où elles reçoivent leurs vaisseaux. Le tissu squirrheux ou épithéliomateux s'insinue dans tous les interstices, il dévore tout ce qu'il rencontre, s'avance souvent fort loin de sa masse centrale, et envoie çà et là des traînées que l'on a comparées avec raison à de véritables racines ; cette infiltration périphérique se perd insensiblement dans les tissus adjacents et il est très difficile de dire où elle s'arrête exactement. En un mot la tumeur diffuse vit aux dépens des organes voisins, elle se développe par extension et par envahissement. Chacun sait d'ailleurs, que dans le véritable carcinome toute ablation est insuffisante, et que la récidive, si elle ne se fait pas dans la cicatrice, a lieu dans les ganglions ou dans les viscères, démontrant ainsi que l'organisme tout entier est infecté par l'élément carcinomateux.

CHAPITRE IV.

DES MODIFICATIONS CLINIQUES APPORTÉES DANS L'ASPECT DE LA TUMEUR PAR LA PRÉSENCE DE LA CAPSULE D'ENVELOPPE.

Nous venons de voir quelle est la disposition anatomique de la capsule isolante, quels sont ses rapports avec la tumeur et avec les tissus voisins; nous allons maintenant examiner quelle action elle exerce sur la tumeur elle-même, comment elle peut régler sa marche, modifier son aspect clinique et assurer dans certains cas sa bénignité.

En effet, une tumeur enkystée superficielle, accessible aux moyens ordinaires de l'investigation clinique, est souvent facile à reconnaître. Les caractères qui permettent de faire ce diagnostic sont, comme l'on devait s'y attendre, les caractères ordinairement attribués aux tumeurs bénignes, caractères qu'expliquent parfaitement l'existence de la capsule d'enveloppe et son indépendance des tissus voisins.

Les tumeurs enkystées se développent lentement; elles mettent ordinairement non plus des mois, mais des années à acquérir un certain volume et à gêner le malade par leur présence. Sans doute cette lenteur d'accroissement s'explique par le peu de vitalité des éléments constitutifs dans les tumeurs essentiellement bénignes, comme le lipome, le fibrome et souvent le chondrome; mais cette explication n'est plus suffisante quand il s'agit du myxome et surtout du sarcome, dont les cellules ont une activité de prolifération au moins égale, sinon supérieure, à celle que possèdent les éléments carcinomateux. Mais, emprisonné dans sa coque fibreuse ou osseuse, le sarcome a d'abord une marche lente, grâce à cette compression naturelle; il se passe là ce que l'on produit artificiellement en cas d'adénofibrome du sein, où l'on voit parfois une compression bien faite amener, sinon la diminution de volume, du moins l'état stationnaire de la tumeur. Le sarcome met presque toujours plusieurs années à évoluer, quelle que soit la nature des éléments qui le composent. La durée moyenne des sarcomes dont je rapporte l'histoire dans ce travail a été de plus de deux ans depuis le moment où le malade s'en est aperçu et le moment de l'opération ; cette durée a été de deux ans et dix mois pour la tumeur à myéloplaxes, de cinq ans pour l'encéphaloïde enkysté, et de six ans et dix mois pour la tumeur fibro-plastique. On peut remarquer que c'est la forme myéloïde du sarcome, c'est-à-dire la plus bénigne, qui a la marche la plus rapide. Mais cette vie du sarcome peut se diviser en deux périodes : pendant la première, qui est très longue, la tumeur garde tous les caractères d'une tumeur bénigne, car la capsule est intacte; pendant la seconde, qui est relativement courte, la tumeur prend un acccroissement rapide, envahit les ganglions, devient immobile et diffuse; c'est qu'alors la capsule, envahie par les éléments morbides, ne met plus obstacle à leur libre expansion, et, bien que la tumeur n'ait pas changé de nature, elle grossit rapidement; cette différence dans la marche doit donc, en partie au moins, être attribuée à la présence de la capsule. C'est ce que nous voyons dans les observations suivantes :

OBSERVATION XL (résumée).

Enchondrome diffus de l'épaule ; mort par cachexie, pas de généralisation. (Soc. anat., 1866, p. 236.)

Un homme de 45 ans portait depuis de longues années une tumeur de l'épaule gauche; longtemps stationnaire, puis progressive depuis trois ans, elle a envahi l'épaule, le haut du bras et le base du cou ; la peau est distendue et excoriée. Alors survient le dépérissement, le coma et la mort. La tumeur, non adhérente à la peau, bosselée, du poids de 25 kilogr. a envahi les mnscles sus et sous-épineux et le sous-scapulaire ainsi que le deltoïde; les vaisseaux étaient refoulés. La tumeur était composée de lobes kystiques, et entourait l'omoplate qui lui était unie par des aiguilles osseuses. Au microscope, cellules de cartilages. Rien dans le foie, ni le poumon; le cerveau n'a pas été examiné.

OBSERVATION XLI (résumée).

Fibrome myxomateux du sein.

(Labbé et Coyne, p. 172.)

Uee femme de 58ans portait depuis deux ans à la partie supéro-interne de la mamelle une tumeur qui grossit lentement pendant six mois, reste stationnaire pendant un an, pour prendre alors une marche rapidement envahissante et devenir douloureuse; lobulée, glissant sous la peau et sur le grand pectoral, elle est adhérente à la glande. Après l'opération, on a une tumeur entourée d'une capsule et constituée par du tissu fibreux dont les faisceaux parallèles ondulés sont infiltrés d'élements cellulaires. Autour de cette enveloppe le tissu cellulaire est en voie de transformation embryonnaire. La tumeur est constituée par les éléments réticulés du myxome. Guérison en cinq semaines; pas de récidive, deux ans après.

OBSERVATION XLII (résumée).

Sarcome fasciculé enkysté.

(Schwartz, thèse d'agrégation, 1880.)

Une jeune femme porte depuis quatre ans une tumeur à la partie supéro-externe de la jambe droite, avec douleurs et œdème des malléoles. Au bout d'un an, on applique des pointes de feu qui amènent une amélioration passagère; bientôt la tumeur augmente et devient immobile, dure, élastique, et remplissant tout le creux poplité.

Amputation de la cuisse ; guérison rapide. La partie supérieure du tibia est remplacée par une tumeur volumineuse, lobulée, se creusant en gouttière pour recevoir les vaisseaux et nerfs poplités ; au microscope on trouve des cellules rondes et fusiformes. Elle est entourée d'une capsule partout fibreuse, qui se continue avec le périoste du fémur, du tibia et du péroné. Cette capsule est constituée par du tissu fibreux d'autant plus serré qu'on s'éloigne davantage de la tumeur ; sa couche profonde envoie des prolongements dans l'intérieur de la tumeur, et est envahie par de nombreuses cellules embryonnaires. Le genou, la rotule et le fémur sont sains.

OBSERVATION XLIII (résumée).

Sarcome fasciculé du mollet avec envahissement de la peau ; récidive.
(Thèse de Bourdy, 1868, p. 35).

Un homme de 65 ans porte à la partie postérieure de la jambe gauche une tumeur datant de six mois, du volume d'un œuf de poule, adhérente aux téguments qui sont violacés, et mobile sur le tibia; depuis quelque temps, augmentation rapide, douleurs, jambe œdématiée, adénite inguinale ; santé bonne.

Extirpation de la tumeur qui adhère à l'aponévrose jambière ; corps fusiformes au microscope. Un mois après récidive dans la cicatrice ; application de pâte de Vienne.

Nouvelle récide et mort du malade.

Dans ces observations, nous voyons quatre tumeurs, après une période de lent développement, prendre tout à coup une allure plus vive ; dans les trois dernières observations, on voit que ce changement d'allure s'allie avec une modification sensible dans les symptômes; à ceux qui existaient déjà on voit se surajouter les signes des tumeurs diffuses : douleurs, immobilité, œdème et adénite; à l'autopsie de la tumeur, on trouve la capsule n'existant pas (obs. XL), ou faisant défaut sur un point (obs. XLIII), ou du moins envahie par les cellules embryonnaires (obs. XLI et XLII).

La capsule donne aussi à la tumeur enkystée une forme déterminée. La tumeur enkystée, si elle n'est pas gênée par un tissu trop résistant, prend une forme ovoïde et arrondie. Ses limites sont nettement tranchées; on a la tumeur, et tout autour la palpation la plus attentive ne peut découvrir ni cette induration, cet état pâteux, ce manque de souplesse des tissus qui entoure si souvent les noyaux carcinomateux et qui révèle leur diffusion. Car il est rare, si ce n'est tout à fait au début, de trouver partaitement limitées des tumeurs squirrheuses ou encéphaloïdes. En outre, la tumeur enkystée, quelle que soit la nature de ses éléments constitutifs, est très souvent mamelonnée, et parfois même avec assez de régularité; cette lobulation, nous l'avons vu, tient d'une part à la résistance inégale de la capsule, et de l'autre aux prolongements fibreux que cette capsule envoie vers le centre de la tumeur et qui brident le tissu morbide et l'étranglent pour ainsi dire. Si certains carcinomes glandulaires peuvent affecter cette forme lobulée, il n'en est pas moins vrai que partout ailleurs cette lobulation du carcinome est rare, et que les prolongements irréguliers du cancer ne ressemblent en rien aux mamelons des tumeurs enkystées.

Un des caractères les plus importants des tumeurs bénignes, caractère sur lequel insiste Wirchow, est leur mobilité. La tumeur est libre sous la peau qui ne lui adhère pas, elle glisse et roule sous le doigt avec facilité; c'est un moyen de constater l'indépendance du néoplasme vis-à-vis des parties profondes. Cependant, dans certaines tumeurs, surtout dans les adénofibromes et les adénosarcomes, on peut retrouver le pédicule qui les attache à la glande. (Labbé et Coyne.)

Nous avons vu, en effet, que les tumeurs enkystées possèdent un véritable pédicule caché par où elles reçoivent leurs vaisseaux. Si ces tumeurs siègent sous la peau ou font saillie dans une cavité ou séreuse ou muqueuse, et si d'autre part elles sont exposées à des tiraillements ou poussées au dehors par des contractions musculaires, ce pédicule peut s'allonger, devenir visible, et la tumeur, sessile jusqu'alors, devenir pédiculée. La tumeur, expulsée de l'organe qui lui a donné naissance, vient faire saillie soit au dehors, soit dans une cavité séreuse ou muqueuse, et n'est plus rattachée à son point de départ que par son pédicule allongé. Ces exemples de tumeurs enkystées qui finissent par se pédiculiser ne sont pas rares. On rencontre assez souvent des lipomes pédiculés lorsqu'ils siègent dans le tissu cellulaire sous-cutané (Wirchow) (1). Tout le monde sait que le fibrome sous-cutané ou molluscum a presque toujours un point d'attache rétréci, et que les corps fibreux de l'utérus constituent tôt ou tard des polypes sous-péritonéaux ou intra-utérins. On trouve également dans les Bulletins de la Société anatomique (1853, p. 355) un fait d'angiome pédiculé, et Dupuytren avait à la lèvre inférieure une tumeur érectile avec un pédicule que l'illustre chirurgien fit enlever. Enfin, nous avons pu relever un exemple d'un myxome pédiculé et de plusieurs sarcomes ayant la même disposition.

(1) Pathologie des tumeurs.

OBSERVATION XLIV (résumée).

Myxome du sein gauche pédiculé.

(Labbé et Coyne, p. 326.)

Une femme de 49 ans s'aperçoit, en juin 1873, d'une petite tumeur au-dessus du mamelon gauche, tumeur qui prend un accroissement rapide, et atteint en octobre 1873, le volume d'une pomme ordinaire; elle est molle, lobulée, nettement circonscrite, sans adhérence à la peau. La tumeur est enlevée avec la glande; guérison en trois semaines. La tumeur, lobulée, facilement énucléable, est recouverte d'une mince couche fibreuse; la glande mammaire, déjetée en bas, est attachée à la tumeur par un pédicule. Sur une coupe la tumeur est divisée en lobules, séparés par des travées fibreuses; au centre cavité kystique; au microscope structure myxomateuse. Pas de récidive en novembre 1875.

OBSERVATION XLV (résumée).

Sarcome fasciculé de la grande lèvre. Pédiculisation.

(Lanelongue. Mém. de l'Acad., t. XXVIII.)

Une femme de 46 ans porte à la grande lèvre gauche une tumeur lobulée, pédiculée, du volume d'une tête de fœtus; pas d'adénite, début, il y a 18 ans. Incision elliptique, dissection facile, cicatrisation prompte, pas de récidive après quatre ans. La tumeur (650 gr.) est lobulée et entourée d'une enveloppe cellulo-fibreuse; au microscope, corps fusiformes et fibro-plastiques.

OBSERVATION XLVI (résumée).

Sarcome encéphaloïde pédiculé de la vulve, guérison.
(Soc. anat., 1874 .

Une femme de 42 ans porte, depuis trois ans et demi, à la petite lèvre gauche une petite tumeur dure, indolente, mais prurigineuse, qui se pédiculise et s'ulcère; par l'ulcération sort un tissu rouge et framboisé; ganglions iliaques volumineux, santé bonne. Enucléation de la tumeur, torsion du pédicule, guérison en deux mois; structure du sarcome embryonnaire.

OBSERVATION XLVII (résumée).

Sarcome fasciculé de la fesse.

(Lanelongue. Mém. de l'Acad., t. XXVIII.)

Un homme de 64 ans portait depuis quinze ans une tumeur de la fesse gauche, qui, molle, lobulée, finit par se pédiculiser et s'ulcérer; autour de l'ulcération la peau est épaisse et adhérente. Ganglions sains, santé bonne. Amputation du pédicule, ligature de trois artères ; trois semaines plus tard, mort par infection purulente. La tumeur (4025 gr.) est entourée d'une enveloppe fibreuse et composée d'une quinzaine de lobes séparés par des plans fibreux. Au microscope corps fusiformes et fibro-plastiques.

Bien plus, si une action persistante agit sur ce pédicule, il peut s'étirer tellement qu'il finit par se rompre ; dès lors la tumeur devenue libre peut s'éloigner de son point d'origine et devenir migratrice ou bien perdre tout attache avec l'organisme. C'est ainsi qu'on a vu des lipomes de la paroi abdominale glisser sous la peau et descendre jusqu'à la cuisse (Cornil et Ranvier). Il n'est pas très rare non plus que des fibromes utérins deviennent libres dans la cavité péritonéale ou soient expulsés spontanément de la cavité utérine.

Labbé et Coyne expliquent par cette migration le siège habituel des fibromes à la partie externe de la mamelle : la tumeur soumise à la pression continue des vêtements, cherche à se soustraire à ces tiraillements, elle cherche un abri et elle le trouve sous le bord inférieur du grand pectoral à l'entrée du creux de l'aisseille (1).

Dans ces cas de migration ayant amené la rupture du pédicule, on comprend que la tumeur, dès lors véritable corps étranger, reste stationnaire, que l'énucléation soit excessivement facile, et que l'opération se fasse pour ainsi dire à blanc.

Ces exemples de pédiculisation de tumeurs enkys-

(1) Tumeurs bénignes du sein, p. 124.

tées nous montrent l'analogie qui existe entre une tumeur enkystée et une tumeur pédiculée ; les premières sont des tumeurs pédiculées à pédicule caché et profond, les secondes sont des tumeurs enkystées à pédicule superficiel et visible. Les unes comme les autres ont une forme régulière et arrondie, et elles sont presque toujours bénignes. Car on ne voit que très rarement un épithéliome ou un carcinome se pédiculiser ; ils peuvent végéter, pousser des champignons volumineux ; mais la masse primitive reste toujours largement adhérente et comme scellée à l'organe où elle s'est développée.

La migration de la tumeur enkystée s'explique sans peine, si l'on tient compte de la manière dont elle se comporte vis-à-vis des organes voisins. Protégés par la capsule, ceux-ci s'écartent pour ainsi dire pour la laisser passer ; ils sont refoulés et déformés, mais ils sont intacts, ou du moins ne subissent que les altérations résultant d'une compression prolongée ; mais ils ne sont pas envahis et absorbés par le tissu morbide tant que la capsule est intacte. Cette intégrité des organes est l'explication toute naturelle de l'absence de certains symptômes dans les tumeurs enkystées. A moins d'être bridées par une aponévrose qui les empêche de s'étendre vers la périphérie, il est rare que ces tumeurs donnent lieu à un œdème marqué ; car les veines sont simplement déplacées et, si elles peuvent fuir, elles ne sont pas oblitérées. De même il n'est pas fréquent de voir les enchondromes de la région parotidienne déterminer la paralysie faciale. Dans l'observation 67e nous voyons un sarcome de la parotide accompagné d'hémiplégie faciale, mais on a soin de faire remarquer que ce symptôme fut tardif, et l'autopsie démontra que la tumeur sarcomateuse, cessant d'être enkystée, aveit envahi le nerf facial et les cavités de l'oreille. C'est pour le même motif que ces tumeurs sont peu douloureuses ; car la capsule protège les nerfs contre l'envahissement néoplasique. Cependant il faut faire une exception pour les tubercules sous-cutanés douloureux ; ces petits fibromes, se développant dans la gaine névrilématique des cordons nerveux, en compriment avec force les filets qui ne peuvent fuir devant eux ; aussi ces petits fibromes sont-ils excessivement douloureux et cette sensibilité persiste jusqu'à l'ablation ; car les filets nerveux ne sont que comprimés et non détruits.

La peau protégée par la capsule est également à l'abri de l'envahissement par les éléments morbides. Aussi elle n'est point adhérente et peut même être excessivement mobile, s'il s'est formée une bourse muqueuse entre elle et le néoplasme. Grâce à cette protection, l'ulcération est rare et toujours tardive, et elle se produit par un mécanisme tout différent de celui que l'on rencontre dans les tumeurs carcinomateuses. C'est la distension qui en est cause et elle peut agir de deux manières : les téguments distendus outre mesure ne peuvent plus recevoir une irrigation sanguine suffisante et se sphacèlent ; ou bien ils deviennent le siège d'un travail phlegmasique qui aboutit au même résultat. C'est ce que nous voyions récemment sur une malade de la salle Cochin, dans le service de M. Théophile Anger ; cette femme avait un énorme fibrome du dos ; la peau distendue était rouge et sur le point de s'ulcérer, ce qui ne pouvait tarder d'arriver si l'ablation de la tumeur n'était venue mettre un terme à cette distension.

Lorsqu'une tumeur enkystée ulcère les téguments, la membrane d'enveloppe peut rester intacte ; la tumeur fait hernie à travers l'ouverture cutanée sans adhérer aux pourtours de l'ulcération, et tout autour du néoplasme exubérant il existe une espèce de rigole où l'on peut facilement glisser un stylet. Les observations suivantes nous en montrent des exemples :

OBSERVATION XLVIII (résumée).

Fibrome ulcéré de la cuisse.

(Lebert. Anat. path., t. I, p. 181.)

Cette tumeur existait depuis neuf ans dans la cuisse d'une vieille femme. Par son volume elle avait usé les téguments ; mais au fond de l'ulcération, l'enveloppe était intacte, recouverte seulement par une couche de bourgeons charnus.

OBSERVATION XLIX (résumée).

Sarcome fasciculé du sein ulcéré.

(Soc. anatom., cité par Labbé et Coyne.)

Une femme de 50 ans porte depuis trois ans au sein droit une petite tumeur, d'abord stationnaire, puis rapidement progressive depuis dix-huit mois ; du volume d'une tête de fœtus, la tumeur est aujourd'hui bosselée, mobile sur les parties profondes, ulcérée à sa partie externe, la peau est libre, excepté au pourtour de l'ulcération. Pas d'adénite axillaire, santé bonne.

L'ulcération cutanée, d'origine gangreneuse, laisse passer plusieurs lobes charnus comme disséqués. Opération, énucléation de la tumeur, hémorrhagie veineuse abondante, suites de l'opération régulières. La tumeur constituée par une masse charnue creusée de cavités communicantes, est entourée d'une atmosphère celluleuse qui est condensée sous forme d'une véritable enveloppe fibreuse; sur les bords de l'ulcération, la peau est coupée à l'emporte-pièce. Au microscope cellules embryoplastiques.

Voyez encore les observations XXXVII, XXXVIII.

Quelle que soit l'activité de prolifération des éléments néoplasiques, les ganglions sont respectés, tant que la capsule est intacte, aussi bien dans le sarcome encéphaloïde que dans le simple lipome; cette intégrité des glandes lympatiques est à bon droit considérée comme un des meilleurs caractères de la bénignité d'une tumeur, sans rien préjuger du reste sur sa structure anatomique. Toutes les fois qu'à la suite d'une ablation de sarcome on a trouvé la capsule intacte; on trouve aussi relaté dans l'observation que les ganglions n'étaient pas pris. Je pourrais citer comme exemples toutes les observations déjà mentionnées et il me suffit d'y renvoyer.

Parfois cependant les sarcomes enkystés peuvent amener une adénite; mais celle-ci est simplement inflammatoire, souvent le résultat de l'ulcération de la tumeur, et la preuve c'est qu'elle disparaît après l'opération, ce n'est donc pas une adénite spécifique (1). Tel est le cas suivant :

OBSERVATION L (résumée).

Sarcome encéphaloïde du radius; guérison.

(Schwartz. Th: d'agrég., 1880.)

Une femme de 35 ans avait déjà subi en 1866 et 1868 deux résections du radius gauche. En 1871, la malade s'amaigrit et se cachectise ; à la partie inférieure du radius gauche existe une vaste caverne à parois osseuses, tapissées d'une couche pultacée et fétide. Deux ganglions sont pris le long du bras. Amputation de l'avant-bras au tiers supérieur; guérison en trois semaines; les ganglions disparaissent, l'embonpoint revient; la guérison se maintient en 1880. On a un sarcome à petites cellules rondes, enveloppé par une coque osseuse qui envoie, quelques cloisons dans l'intérieur de la masse.

Cette immunité des ganglions lymphatiques vient de ce que la capsule sépare les vaisseaux à lymphe des cellules néoplasiques ; il en est de même pour les veines qui sont parfois aplaties mais non envahies ; aussi les éléments pathologiques emprisonnés ne sont pas en rapport avec le courant sanguin et l'on ne trouve alors ni infection viscérale ni cachexie.

La bénignité des tumeurs enkystées se montre même dans l'opération et ses suites. Il est inutile d'insister sur ce fait que le lipome et le fibrome ne récidivent pas lorsqu'ils ont été enlevés complétement. Mais que ces tumeurs soient diffuses ou enkystées, il en sera de même ; ce n'est pas en cela que réside l'action bienfaisante de la capsule. Dans ces deux tumeurs enkystées, comme l'on n'a pas à craindre l'envahissement des tissus voisins de la capsule, on peut se contenter de l'énucléation. Dans ce cas, l'hémorrhagie est rarement abondante, parfois assez insignifiante pour ne pas nécessiter de ligature. Cette absence d'hémorrhagie, en cas d'énucléation d'une tumeur enkystée, m'a encore frappée tout dernièrement dans l'ablation d'un énorme fibrome enkysté du dos faite par M. Anger, à l'hôpital Cochin ; l'opération, faite avec le thermo-cautère, donna peu de sang vu le volume de la tumeur (2100 gr.) et aucune ligature artérielle ne fut nécessaire. Cette absence d'hémorrhagie tient à l'indépendance vasculaire de la tumeur. Cette indépendance explique également à merveille la rareté de l'érysipèle et de la phlébite à la suite de l'énucléation des tumeurs enkystées absolument bénignes ; la phlébite faisant défaut, la plus redoutable de ses complications, la pyohémie, est également exceptionnelle. De même sont rarement observées les fusées purulentes par la raison bien simple que l'on a ouvert une poche fermée, et, qu'à moins d'emprisonner le pus dans la place, celui-ci ne trouve aucune ouverture pour envahir les interstices cellulaires. Ainsi absence d'hémorrhagies, d'érysipèle, de phlébite, de pyohémie et de fusées purulentes, telles sont les suites heureuses les plus ordinaires de l'énucléation d'une tumeur enkystée. C'est ce que nous voyons dans nos observations de lipomes, de fibromes, d'angiomes circonscrits et même d'enchondromes. Que ces mêmes tumeurs soient diffuses, l'opération aura pour conséquence une plaie rentrant dans l'ordre commun et exposée à toutes les complications précédentes. C'est ainsi que même dans les tumeurs essentiellement bénignes, la capsule isolante assure une bénignité de plus, la bénignité opératoire. Dans les trois observations suivantes, on peut voir comment se comporte la plaie opératoire et quelle est son innocuité :

OBSERVATION LI (résumée).

Tumeur érectile sous-cutanée enkystée.

(Soc. anat., 1851, p. 400.)

Un homme adulte porte depuis dix ans à la partie moyenne de la face postérieure de l'avant-bras gauche une tumeur du volume d'un pois, indolore, s'accroissant peu à peu. Au moment de l'opération la tumeur avait le volume d'une amande. Deux incisions elliptiques cernent la tumeur, énucléation facile ; une seule petite artère est ouverte et liée. La tumeur est entourée d'un tissu cellulaire épais qui l'entoure comme ferait un kyste périphérique ; elle est formée par un lacis de vaisseaux d'origine veineuse.

OBSERVATION LII (résumée).

Enchondrome de la glande sous-maxillaire.

(Soc. anat., 1877, p. 57.)

Une jeune fille de 22 ans portait depuis six ans, dans la région sous-maxillaire une petite tumeur mobile, stationnaire d'abord, puis progressive, mobile toujours, ferme, indolente et mamelonnée, peau intacte, santé bonne. Incision, énucléation, section du pédicule, guérison par première intention. La tumeur, du volume d'un œuf de poule, grisâtre et mamelonnée, se continue avec le tissu glandulaire : aspect cartilagineux confirmé par le microscope; quelques points ossifiés. La tumeur est entourée par une coque de tissu conjonctif complète, sauf à sa partie interne où elle se continue avec le tissu glandulaire.

OBSERVATION LIII (résumée).

Lipome sous-musculaire de la cuisse.

(Soc. anat., 1877, p. 34).

Homme de 58 ans. La tumeur, datant de trois mois, est ovalaire, molle, indolente, lobulée, mobile sous la peau et sur les tissus profonds. Etat général bon. Incision de la peau et de l'aponévrose ; énucléation, réunion primitive. La tumeur, du volume des deux poings, est entourée d'une capsule celluleuse mince, à la surface de laquelle sont accolées des fibres musculaires très fines. La coque enveloppante est ossifiée à sa partie profonde. Contenu lipomateux.

Tous les exemples de myxomes que j'ai cités n'ont pas récidivé et il n'y a aucune raison de croire qu'ils fassent exception à la règle, d'après laquelle une tumeur enkystée complètement ne récidive pas.

Maintenant nous arrivons au sarcome, et ici les opinions sont divisées : les uns prétendent que ces tumeurs récidivent presque toujours, tandis que Labbé et Coyne, à propos des sarcomes du sein, avancent, pièces à l'appui, que le sarcome, tant qu'il n'a pas dépassé sa capsule, ne récidive que par suite d'une ablation incomplète. C'est aussi notre conviction basée sur les observations que nous avons pu recueillir et surtout sur les trois suivantes :

OBSERVATION LIV (Résumée).

Sarcome myéloïde du maxillaire supérieur gauche.

(Nélaton. Th. de 1860.)

Une jeune fille de 14 ans voit se développer pendant trois ans une tumeur molle au-devant des incisives; prise pour un abcès et ponctionnée, cette tumeur fut deux fois enlevée incomplètement et récidiva deux fois; état général excellent. A l'entrée à l'hôpital, la tumeur est grosse comme une noix, rouge foncé, arrondie et molle. Résection d'une partie du maxillaire supérieur. Dix ans après pas de récidive. Développée dans le maxillaire, la tumeur est entourée d'une membrane d'enveloppe très adhérente, composée de fibres fines et tortueuses. Au microscope quelques éléments fusiformes et surtout myéloplaxes.

OBSERVATION LV (résumée).

Sarcome fasciculé de la région iliaque externe, trois récidives. Guérison.

(Lebert. Anat. path., t. II.)

Un homme de 40 ans portait depuis vingt ans, à la région iliaque externe, une tumeur lisse, arrondie, ferme, élastique, mobile comme dans un kyste; pas d'adénite, santé bonne. Extirpation rapide par énucléation, hémorrhagie veineuse abondante, guérison en quarante-cinq jours. Au microscope corps fusiformes. Huit mois après récidive, nouvelle extirpation et cautérisation au fer rouge des adhérences pédonculaires. Quelques mois après nouvelle récidive. On extirpe alors une tumeur enveloppée d'une membrane fibro-celluleuse et vasculaire. Toujours corps fusiformes. Guérison se maintient après trois ans.

OBSERVATION LVI (résumée).

Sarcome encéphaloïde de la paroi abdominale; ablation, récidive.

(Bourdy. Thèse de Paris, 1868).

Un homme de 25 ans porte au flanc droit une tumeur ayant le volume d'une tête de fœtus à terme; lisse et mobile, datant de neuf ans; la tumeur est ulcérée à son sommet, et n'adhère pas à la peau qui est saine; pas d'adénite, état général bon. Enucléation de la tumeur qui est enkystée, excepté vers sa base qui est adhérente et ne présente pas de limites bien nettes. La tumeur, enveloppée d'une capsule fibro-celluleuse, est partagée en lobes par des prolongements de la capsule; noyaux embryoplastiques au microscope. Un mois après récidive par continuation au fond de la plaie.

Dans la première observation nous voyons un sarcome myéloïde qui récidive après deux ablations incomplètes ; on fait la résection d'une partie du maxillaire supérieur et par conséquent on dépasse largement la tumeur, et alors la récidive n'a pas lieu. Dans l'observation suivante nous voyons un sarcome fasciculé récidiver après deux énucléations, la seconde suivie d'une cautérisation du point d'implantation ; la troisième fois, sans doute instruit par l'expérience, on fait une ablation plus complète, et le sarcome qui n'a pas changé de nature ne récidive point. Ces deux observations sont très concluantes, puisque dans les deux cas le sarcome récidive d'abord, parce qu'il a été enlevé en partie seulement, tandis qu'il ne se montre plus après plusieurs années lorsque toute la tumeur a été détruite. L'observation 56e nous fait assister à une récidive qui se fait par continuation au fond de la plaie, ce qui veut dire que quelques parcelles de la tumeur avait été épargnées. Nous voyons, au contraire, dans des observations déjà citées (observations 11e, 22e, 45e, 50e), des sarcomes de diverses natures et enkystés, mais largement enlevés, ne pas récidiver après plusieurs années, sans retentissement sur l'économie, sans infection viscérale. Ainsi se trouve confirmée l'opinion de Labbé et Coyne, que la récidive du sarcome enkysté n'a lieu que par la faute du chirurgien qui a craint de faire une plaie trop large et n'a pas assez dépassé les limites de la tumeur.

E. Bœckel (1) sépare aussi avec soin les angiomes

(1) Dict. de méd. et de chirurg. pratiques, t. XIII, p. 737. Art. Tumeurs érectiles.

enkystés des angiomes diffus au point de vue du pronostic. « Les angiomes diffus, dit-il, sont des tumeurs en plein accroissement qui envahissent de proche en proche tous les tissus qu'ils rencontrent; tôt ou tard ils compromettent la vie par des hémorrhagies répétées. Les angiomes enkystés peuvent encore augmenter de volume par la dilatation de leurs aréoles, mais ils n'envahissent plus de nouvelles portions de tissus, ils se bornent à les repousser; ce sont ces angiomes circonscrits qui guérissent spontanément par transformation fibreuse ou kystique. » C'est également cet encapsulement qui explique l'innocuité relative des angiomes du foie (1).

Si nous résumons ces diverses données, nous voyons que les tumeurs enkystées ont tous les caractères des tumeurs bénignes; elles ont une marche lente, qui ne devient rapide qu'après l'envahissement de la capsule, elles sont mobiles sous la peau et sur les tissus sous-jacents, elles peuvent se pédiculiser, elles n'altèrent ni n'envahissent les tissus voisins qu'elles repoussent; elles s'ulcèrent rarement et tardivement, et tout autour de l'ulcération la peau est décollée, elles respectent les ganglions et n'infectent pas l'économie. Enfin, si on doit les opérer, elles ne récidivent pas et même les suites de l'opération sont excessivement simples dans les cas où l'on peut se contenter de l'énucléation.

Comment agit la capsule pour protéger l'économie? La capsule, nous l'avons vu, est formée par une couche plus ou moins épaisse de tissu fibreux ou osseux con-

(1) Berard. Soc. anat., 1828, p. 9.

dense. Or, on sait quelle résistance le tissu fibreux oppose à l'envahissement d'un élément cellulaire quelconque. Si les aponévroses s'opposent à la marche du pus, elles s'opposent avec autant de succès à la libre extension des tumeurs les plus malignes. Souvent un cancer contourne plutôt une aponévrose que de la perforer. On a vu souvent une moitié de la langue envahie par un épithéliome profond, tandis que l'autre moitié reste intacte ; la masse morbide doit contourner la cloison fibreuse de la langue, et ce n'est que tardivement qu'elle parvient à la détruire (1). Cette résistance des tissus fibreux à l'envahissement néoplastique explique la bénignité primitive et la marche d'abord lente des épithéliomes glandulaires ; elle rend parfaitement compte de la superficialité des épithéliomes cutanés ou muqueux, et de leur marche plus rapide quand ils ont franchi le stroma fibreux sous-épithélial. M. le professeur Verneuil avait déjà signalé (2) l'ulcération tardive de l'épithélioma tubulé. En effet, tandis que l'épithélioma reste enkysté dans la glande, il est inoffensif ; mais il peut arriver que la membrane du kyste se laisse amincir et infiltrer par les éléments épithéliaux, qui envahissent alors les tissus voisins : dès lors il y a cancroïde (3). Plus ce tissu fibreux est dense et épais et plus longue est sa résistance ; ainsi l'épithéliome des muqueuses devient plus vite envahissant que celui de la peau parce que leur substratum fibreux est moins dense.

(1) Th. Anger. Thèse d'agrégation, 1872.
(2) Verneuil. Arch. de méd., 1854.
(3) Heurtaux. Thèse de Paris, 1860.

C'est de la même manière qu'agit l'enveloppe protectrice de toutes les tumeurs ; c'est comme tissu fibreux qu'elle s'oppose à leur diffusion. Elle maintient emprisonnés les éléments morbides et les empêche d'amener l'envahissement de voisinage et d'infecter l'économie. Son action protectrice ne défend pas seulement l'organisme contre la tumeur, elle défend la tumeur contre les dégénérescences voisines, comme nous le voyons par le fait suivant :

OBSERVATION LVII (résumée).

Fibrome utérin entouré par du tissu encéphaloïde.

(Cruveilhier. Anat. path., t. III, p. 693.)

Cet auteur a trouvé, à une autopsie, une tumeur fibreuse utérine entourée de toutes parts par du tissu encéphaloïde ramolli. Cette tumeur, en partie énucléée, n'avait pas participé à l'altération cancéreuse.

CHAPITRE V.

ÉVOLUTIONS MALIGNES DE CERTAINES TUMEURS APRÈS LA RUPTURE DE LEUR CAPSULE.

Nous venons de voir l'influence heureuse que la capsule isolante exerce sur la marche d'une tumeur, quelle que soit sa nature. Pour le lipome et le fibrome, l'encapsulement n'a d'avantage qu'au moment de l'opération, à cause de l'évolution naturellement bénigne de ces tumeurs et de l'innocuité intrinsèque de leurs éléments; l'angiome circonscrit est facile à énucléer et se contente de refouler les tissus ambiants sans les envahir; enfin l'enchondrome, le myxome et surtout le sarcome, tant qu'ils sont enkystés, restent une affection locale, sans retentissement sur les ganglions, sans infection viscérale, sans déchéance de l'économie. En un mot, la tumeur enkystée n'a aucun des caractères qui constituent ce qu'on appelle la malignité d'un néoplasme.

Maintenant nous allons voir que, la capsule détruite ou perforée, ces dernières tumeurs se comportent absolument comme des tumeurs malignes.

D'abord en quoi consiste la malignité d'un néoplasme? Laissons répondre Broca, dans son remarquable Traité des tumeurs : « Une tumeur maligne, dit-il, est une tumeur dont la marche clinique est menaçante pour la vie et qui posséde quelques-unes des propriétés suivantes :

« 1° Accroissement indéfini par propagation aux tissus voisins ;

« 2° Ulcération par envahissement lorsqu'elles arrivent au contact de la peau ;

« 3° Engorgement des ganglions lymphatiques ;

« 4° Tendance aux récidives ;

« 5° Tendance à se généraliser ;

« En somme, c'est une tumeur qui devient nuisible autrement que par son volume ou par les troubles fonctionnels qu'elle détermine dans la région malade ; et selon que la tumeur a plus ou moins de ces propriétés, elle est plus ou moins élevée dans la hiérarchie de la malignité. »

Quand les tumeurs précédentes sont primitivement diffuses ou le deviennent en perforant leur capsule ; elles revêtent quelques-uns des caractères ou tous les caractères que nous venons d'énumérer ; elles se rapprochent plus ou moins du carcinome, qui est en réalité la seule tumeur essentiellement maligne.

Je laisse de côté le lipome et le fibrome ; d'ailleurs ils sont presque toujours capsulés ; et puis quand bien même leur capsule serait largement ouverte, ils pourraient prendre un accroissement plus considérable, mais n'en resteraient pas moins séparés en réalité des tissus voisins ; il y aurait contiguité et non continuité. Car pour qu'une tumeur devienne envahissante, il faut, non seulement qu'elle soit libre, mais encore que ses éléments aient une activité suffisante pour se substituer aux tissus qui les entourent ; or, c'est ce qu'on ne peut attendre du fibrome dont la vitalité, comme celle de tout le tissu fibreux, est assez restreinte; c'est surtout ce qui ne peut arriver pour le lipome, si l'on songe que la cellule adipeuse n'a qu'une demi-vie pour ainsi dire. Donc le lipome et le fibrome, même diffus, n'ont aucun caractère de malignité.

L'angiome diffus n'a déjà plus la même bénignité que les tumeurs précédentes; il possède une des propriétés des tumeurs malignes. L'angiome diffus envahit les tissus ambiants, les détruit et se substitue à leur propre substance; il amène assez souvent par envahissement de la peau des ulcérations qui peuvent amener des hémorrhagies dangereuses. L'angiome diffus s'accroît indéfiniment et souvent, loin de ses limites appréciables, les vaisseaux sont dilatés et malades. La tumeur érectile diffuse détruit les tissus et se comporte localement comme le carcinome dont le stroma aréolaire ressemble au sien. Mais si localement l'angiome diffus a une évolution dangereuse, on doit ajouter que ses éléments cellulaires, les globules sanguins, ne peuvent infecter ni les ganglions, ni l'économie; mais il ne faut pas oublier que la tumeur érectile est parfois le premier degré de l'anévrysme cirsoïde, affection éminemment progressive et souvent mortelle par les hémorrhagies dont elle est la cause.

Tous les myxomes dont j'ai rapporté l'histoire étaient enkystées et n'ont pas récidivé après l'opération. Cependant Virchow soutient que ces tumeurs peuvent se généraliser comme de véritables sarcomes. Labbé et Coyne admettent d'autre part que le myxome peut parfois envahir la peau et la transformer en tissu muqueux; certains myxomes ont donc deux propriétés malignes, l'envahissement des tissus voisins et la généralisation; je n'ai pu savoir si dans ce cas la tumeur était limitée ou diffuse. Mais l'observation XLIe nous montre un myxome enkysté dont la capsule commence à s'infiltrer, tandis que la zone celluleuse ambiante a déjà subi la transformation embryonnaire ; il est bon de remarquer que la tumeur, longtemps assez lente dans ses développements, avait pris depuis peu une allure rapide et était devenu douloureuse; cette marche, jusqu'à un certain point menaçante, répondait sans doute à ce commencement de diffusion de la tumeur.

Les exemples d'enchondromes se terminant d'une manière fatale sont moins rares: j'ai pu recueillir plusieurs cas de ces tumeurs où l'on signale et l'infection viscérale et l'état de la capsule d'enveloppe. Dans ces observations on trouve que la capsule n'existe pas, qu'elle a été détruite ou que du moins elle est perforée.

OBSERVATION LVIII (résumée).

Enchondrome du bassin à coque ostéocartilagineuse perforée ; envahissement des ganglions et des veines.

(Soc. anat., 1861, p. 195.)

Une femme de 32 ans se plaignait depuis trois mois de gêne dans la jambe droite; on trouve à la palpation de la fosse iliaque une tumeur volumineuse, dure, élastique et bosselée et adhérente au pubis; la tumeur progresse, la malade s'affaiblit et succombe.

Autopsie. — Peau saine, muscles adducteurs graisseux, pectiné envahi par des masses cartilagineuses, vaisseaux déjetés en avant, ganglions cartilagineux, veine crurale pleine de bouchons cartilagineux. La tumeur bosselée s'attache au pubis ; elle a une écorce ostéo-cartilagineuse criblée de trous ; à la coupe on a des alvéoles remplies de cellules cartilagineuses.

OBSERVATION LIX (résumée).

Enchondrome diffus de l'épaule. Généralisation.

(Thèse de Favenc, 1857.)

Un homme de 34 ans portait au-dessus de l'omoplate droite une tumeur arrondie, dure, non adhérente à la peau : depuis quatre ans le sommet de la tumeur porte une ulcération à bords décolés. Extirpation. La tumeur enveloppée par le périoste, enveloppe l'omoplate. Bientôt le malade est pris de toux, de dyspnée et d'hémoptysie; mort quinze jours après l'opération. A l'autopsie noyaux cartilagineux multiples dans les poumons.

OBSERVATION LX (résumée).

Enchondrome du testicule; généralisation.

(Thèse Favenc, 1857.)

Un homme de 35 ans portait depuis quelque temps une tumeur du testicule droit, qui prend un accroissement rapide à la suite d'une contusion et envahit le cordon. Castration, guérison. Trois semaines après, début d'une cachexie progressive, et mort six semaines après l'opération. L'enchondrome avait envahi le testicule, le cordon, les lymphatiques, la veine spermatique et par elle la veine cave; noyaux cartilagineux nombreux dans les poumons. Le microscope ne révéla aucun élément cancéreux.

Ces trois observations nous montrent trois enchondromes diffus, et sur les trois deux se sont généralisés et l'autre est sur le point de le faire; nous assistons à la marche de l'infection de l'organisme. Dans l'observation LVIII, la capsule criblée de trous, a laissé passer les cellules cartilagineuses, qui ont envahi le pectiné, les ganglions et la veine crurale. Un pas de plus et les éléments, lancés dans le courant sanguin, allaient se déposer dans les viscères. Ce pas a été fait dans les deux observations suivantes. Dans l'observation LIX les poumons sont farcis de noyaux chondromateux partant d'une tumeur de même nature enveloppant l'omoplate. Dans le dernier cas l'enchondrome diffus du testicule a envahi les ganglions, les veines et enfin les poumons en déterminant la cachexie. Certes on a bien là tous les caractères d'une tumeur maligne. Cependant, à propos de l'infection pulmonaire dans le chondrome, on a voulu y voir la conséquence non d'une généralisation partant d'un foyer préexistant, mais d'une espèce de diathèse ; pour émettre cette idée on s'est appuyé sur l'existence normale de tissu cartilagineux dans les ramifications bronchiques. Cette hypothèse doit tomber devant ce fait que les noyaux chondromateux secondaires siègent surtout à la périphérie du poumon, au niveau des lobules, et par conséquent là où les noyaux cartilagineux constitutifs n'existent pas. Ces granulations chondromateuses du poumon sont donc bien le résultat d'une véritable infection partant du foyer primitif, de la tumeur.

Les exemples de sarcomes malins sont fréquents ; on voit tous les jours des tumeurs fibro-plastiques et surtout des sarcomes embryonnaires envahir et détruire les tissus voisins, prendre une marche rapide après une période torpide souvent de longue durée ; alors les ganglions se prennent et l'infection viscérale se produit amenant ou n'amenant pas avec elle la cachexie qui souvent n'a pas le temps de se produire. Mais à quel période de son évolution le sarcome prend-il cette allure menaçante ? Plusieurs auteurs prétendent avec raison que c'est seulement après avoir perforé sa capsule isolante. Telle était déjà l'opinion de Bérard à propos des encéphaloïdes enkystées, qui nesont autre chose que les sarcomes encéphaloïdes de Cornil et Ranvier. Telle est aussi la thèse soutenue par Virchow, suivi en cela par Labbé et Coyne. J'ai déjà dit qu'il est difficile d'être fixé sur l'état de la capsule; car dans bon nombre de cas il n'en est pas question. J'ai pu cependant recueillir plusieurs observations très concluantes et qui concordent parfaitement avec l'opinion des précédents auteurs.

OBSERVATION LXI (résumée).

Sarcome fasciculé envahissant les jumeaux ; récidive dans la plaie.

(Soc. anat., 1878, p, 267.)

Un homme de 52 ans subit l'ablation d'un sarcome fibro-plastique, siégeant aux creux poplité, ayant le volume d'une tête de fœtus, parfaitement enkysté et isolable, sauf au niveau des jumeaux dont une portion doit être enlevée. Récidive deux mois après dans la plaie; nouvelle opération, mort par infection purulente.

OBSERVATION LXII (résumée).

Sarcome encéphaloïde diffus du coude; amputation, généralisation et mort.

(Soc. anat., 1875.)

Une femme de 28 ans porte depuis trois mois au coude une tumeur indolente avec anesthésie du cubital ; peau tendue et variqueuse ; état général bon, amputation du bras. On a une tumeur volumineuse, mamelonnée, repoussant les nerfs médian et radial, englobant le cubital, envahissant l'articulation et ses extrémités osseuses; au microscope cellules rondes et fusiformes. Bientôt adénite axillaire, pleurésie droite, dyspnée et mort six semaines après l'opération. A l'autopsie on trouve une dégénérescence sarcomateuse des ganglions de l'aisselle, et des noyaux de même nature dans les poumons.

OBSERVATION LXIII (résumée).

Sarcome diffus du rein; généralisation, mort.

(Soc. anat., 1875.)

Un enfant de 6 ans portait depuis un temps indéterminé une tumeur arrondie, mobile, non adhérente à la peau, très dure, siégeant dans la fosse iliaque droite ; amaigrissement considérable ; bientôt dyspnée, toux, râles nombreux et mort par asphyxie.

On trouve à l'autopsie une tumeur limitée par une capsule fibreuse, mais adhérente au hile du rein, au cæcum,.au côlon ascendant et à la paroi abdominale. Noyaux nombreux dans les poumons. La tumeur primitive et les noyaux secondaires sont des sarcomes nucléaires.

OBSERVATION LXIV (résumée).

Sarcome encéphaloïde diffus du fémur ; adénite sarcomateuse.

(Schwartz. Thèse d'agrégation, 1880.)

Un homme portait depuis vingt ans à la partie inférieur du fémur une tumeur lentement progressive, qui s'ulcère à la suite d'un vésicatoire et laisse échapper une sérosité sanieuse; ganglion inguinaux dégénérés. Amputation de la cuisse au tiers supérieur ; mort par hémorrhagie cinq jours après. On a un sarcome à cellules rondes entouré d'une coque osseuse rompue en arrière où la tumeur envahit les muscles de la partie postérieure de la cuisse.

OBSERVATION LXV (résumée).

Sarcome encéphaloïde diffus du mollet, envahissement de la veine tibiale postérieure; généralisation et mort.

(Soc. anat., 1877.)

Une femme de 66 ans a depuis six mois un gonflement du mollet droit diffus et indolent. Ce gonflement augmente, la peau n'est pas adhérente ; ganglions inguinaux intacts. Amputation, mort quinze jours après. La tumeur, développée dans le soléaire, envahit le jumeau externe et englobe les vaisseaux situés entre les deux couches musculaires ; un bouchon sarcomateux remplit la veine tibiale posterieure. Les ganglions poplités sont dégénérés. Les poumons sont farcis de noyaux sarcomateux. Au microscope éléments rondo-cellulaires et fuso-cellulaires.

OBSERVATION LXVI (résumée).

Sarcome encéphaloïde du mollet; veine poplitée envahie ; généralisation; Mort.

(Soc. anat., 1875, p. 563.)

Une femme de 34 ans se plaint depuis un an de tuméfaction du mollet droit, tuméfaction douloureuse, peau rougit et se distend ; pas d'adénite. Il survient de la toux, des crachats couleur groseille et mort par dyspnée. *Autopsie.* Autour du paquet vasculo-nerveux du jarret et du mollet, on trouve une tumeur entourée d'une épaisse capsule fibreuse, et composée d'une substance molle et pulpeuse. La veine poplitée est ouverte en plusieurs points et contient des bouchons sarcomateux ; adénite de même nature de chaque côté du rectum et de la colonne vertébrale; sarcome énorme dans le médiastin; noyaux sarcomateux dans les poumons.

OBSERVATION LXVII (résumée).

Sarcome fasciculé de la parotide droite ; rocher envahi ; mort.
(Soc. anat., 1875.)

Un homme de 44 ans a depuis huit ans une tumeur de la parotide droite progressivement croissante et plusieurs fois cautérisée ; la tumeur a le volume d'un œuf de poule, présente des prolongements multilobés; paralysie faciale et surdité du même côté ; teinte jaune-paille de la peau et amaigrissement. On fait une injection de perchlorure de fer ; la tumeur augmente rapidement ; il survient de l'aphonie et de la dysphagie ; foie volumineux et douloureux ; dyspnée, douleurs thoraciques, mort par asphyxie.

Autopsie. — La tumeur occupe la place de la parotide qui n'existe plus ; elle est irrégulière, à prolongements multiples ; elle adhère au rocher dont les cavités sont pleines de tissu dégénéré ; le nerf facial est envahi. Le foie et le poumon sont criblés de nodosités sarcomateuses, pas d'adénite. Toutes les tumeurs primitives ou secondaires sont des sarcomes fasciculés à cellules fusiformes.

A ces observations nous pouvons joindre un cas déjà cité, l'observation XLIIe, où l'autopsie a démontré que la capsule commençait à être envahie par les cellube embryonnaires du sarcome.

Si nous analysons ces diverses observations nous voyons qu'elles présentent dans leur ensemble tous les caractères des tumeurs malignes.

Dans l'observation XLIIe, nous voyons un sarcome fasciculé du creux poplité devenir dur et immobile et à l'examen de la tumeur on trouve que la capsule a subi un commencement d'envahissement.

Dans les observations suivantes, la tumeur est accompagnée de douleurs ou anesthésie (Obs. LXIIe), ou de paralysie (Obs. LVIIe), d'engorgement ganglionnaire spécifique (Obs. LXIIe, LXIV, LXV, LXVI), et d'infection viscérale (Obs. LXII, LXIII, LXV, LXVI, LXVI). Enfin la récidive s'est produite dans l'observation LXI, et si elle ne s'est pas montrée dans les autres cas, c'est que la mort a été trop rapide. Dans tous ces sarcomes à évolution maligne la capsule était perforée ou détruite et l'on a trouvé les organes voisins envahis. L'envahissement de la capsule a donc complètement modifié l'évolution clinique de la tumeur. Même dans les cas de généralisation la cachexie est tardive et le malade succombe plutôt aux accidents que détermine du côté des poumons la présence des noyaux sarcomateux.

Du reste, nous trouvons une marche analogue dans l'épithéliome : tant que le néoplasme reste enfermé dans la coque fibreuse de la glande qu'il a envahie, il suit une marche lente, respecte les ganglions, et il sera possible de guérir le malade par une ablation complète. Il en est de même pour les épithéliomes des surfaces cutanées ou muqueuses : ils restent locaux et ne s'étendent qu'en surface ; mais ils sont jusqu'à un certain point limités par le stroma fibreux de la peau ou de la muqueuse envahie. C'est ce qui explique pourquoi l'épithéliome de la langue a une marche lente dans la forme superficielle, et rapide dans la la forme infiltrée ; dans ce cas le stroma, sans cesse attaqué par les productions épithéliales, finit par céder, et rien ne s'oppose plus à la marche envahissante du néoplasme. C'est alors que, se diffusant, il envahit les tissus et les détruit, les ganglions s'engorgent rapidement et bientôt toute opération efficace est inutile.

En resumé, nous voyons que la plupart des tumeurs ont une période initiale où elles sont purement locales, où l'économie est intacte, et dans ce cas elles sont entourées d'une capsule. Elles gardent ce caractère bénin tant que cette capsule est complète. Cette capsule rompue, elles peuvent prendre une extension nuisible, sans infecter les viscères, quand leurs éléments constitutifs sont inoffensifs, comme les tumeurs érectiles diffuses. Mais si leurs éléments cellulaires peuvent être nuisibles, elles peuvent revêtir tous les caractères du cancer, comme l'enchondrome, le sarcome et l'épithéliome.

Comment se fait l'injection dans ces tumeurs? On a toujours admis deux voies possibles: les lymphatiques, les veines. L'infection par les lymphatiques existe-t-elle? Elle est douteuse et en tout cas toute locale. En effet les ganglions lymphatiques sont de véritables filtres, qui arrêtent au passage tout corpuscule figuré: c'est ce que prouvent les expériences sur le tatouage; les corpuscules colorés s'arrêtent aux premiers ganglions sans pénétrer jusqu'au courant circulatoire. Il en est de même pour les cellules du chondrome, du sarcome et de l'épithéliome. Les ganglions se prennent successivement, un à un, et il faut un temps assez long pour que le corpuscule infectant arrive jusqu'au canal thoracique et de là dans le sang. Seule l'observation LXVI nous montre un noyau sarcomateux secondaire développé dans le médiastin probablement par l'entremise des lymphatiques; et dans ce cas les ganglions lombaires sont envahis.

L'infection par les veines est bien plus fréquente et plus rapide. Les enchondromes et les sarcomes, délivrés de leur capsule, se mettent en contact avec des vaisseaux veineux ; les parois sont envahies par le tissu morbide qui vient faire saillie dans leur intérieur ; on a là ce qui se passe dans l'infection purulente. Les éléments pathologiques, entraînés par le courant sanguin, s'arrêtent dans les capillaires qu'ils rencontrent, c'est-à-dire presque toujours dans les poumons. Même dans ce cas, les tumeurs dont je me suis occupé se comportent différemment que le cancer ; la cachexie est rare et les noyaux secondaires se montrent rarement ailleurs que dans les poumons, et le malade succombe, moins à la généralisation qu'aux troubles apportés aux fonctions pulmonaires. Les observations LVIII, LX, LXV et LXVI nous montrent que les veines ont été perforées et ont servi de porte d'entrée aux éléments chondromateux et sarcomateux qui sont venus se déposer dans les poumons.

CHAPITRE VI.

Indications opératoires que fournit la présence de la capsule.

La tumeur enkystée ne disparaît pas plus que les néoplasmes diffus par les moyens médicaux. Elle résiste et au traitement interne, à moins d'être syphilitique, et aux pommades fondantes si fort en honneur dans le public. Seuls les moyens chirurgicaux peuvent en débarrasser le malade. Nous n'avons point l'intention de passer en revue les divers procédés opératoires que l'on peut employer dans l'ablation des tumeurs. Nous nous contenterons d'indiquer la conduite que l'on suit généralement dans l'extirpation des tumeurs enkystées. Ces procédés peuvent être déduits a priori comme les plus rationnelles et les plus avantageux lorsque la capsule éxiste. Je laisserai de côté la compression qui a parfois, mais rarement, réussi à faire rétrocéder de petits adéno-fibromes du sein qui eussent peut-être disparu sans cela, et j'en arrive aux procédés réellement efficaces.

Mais avant de discuter le procédé, il faut savoir quand on doit et si l'on doit opérer. La réponse est double. D'un côté nous avons les tumeurs qui restent toujours bénignes et ne gênent que par leur poids, comme le lipome et le fibrome. On peut attendre pour l'opération que le malade la réclame. D'un autre côté se placent les tumeurs qui, primitivement locales et bénignes, peuvent à un moment donné, revêtir les caractères de la malignité la plus prononcée ; c'est l'enchondrome et surtout le sarcome. Ces tumeurs ont une période de bénignité qui peut cesser et dont il faut profiter. Tant que ces néoplasmes restent parfaitement limités et mobiles, qu'ils ne déterminent ni empâtements périphériques, ni engorgement ganglionnaire, il faut se hâter de les enlever; c'est le meilleur moyen d'éviter une récidive trop fréquente. Dès le moment donc qu'on pense à l'enchondrome ou au sarcome, quelles que soient la petitesse et l'apparence inoffensive de la tumeur, il faut en débarrasser le malade. Malheureusement celui-ci attend souvent trop tard à venir consulter; ne souffrant pas, peu gêné par une tumeur qui croit lentement, il s'endort dans une sécurité trompeuse ; d'ailleurs souvent le diagnostic est alors si difficile qu'il est permis au chirurgien d'hésiter à proposer une opération qui peut être inutile et n'est jamais sans danger. Mais il arrive un moment où la tumeur prend une marche rapide, devient douloureuse et diffuse, et détermine les accidents des tumeurs malignes. Il est alors grand temps d'opérer, souvent même trop tard ; car le traumatisme sera plus considérable, l'ablation complète moins certaine, et la récidive très à craindre. Quelques ganglions engorgés ne sont pas une contre-indication, si on peut les enlever. Il va sans dire que, si l'on a des raisons suffisantes de croire à l'infection viscérale, l'on doit s'abstenir de faire subir au malade un traumatisme toujours inutile et souvent nuisible.

Lorsqu'on est décidé à opérer on a sous la main deux ordres moyens : l'instrument tranchant, les caustiques.

Le bistouri agit vite, il est facile à manier, il sait ce qu'il fait, il n'enlève que ce qu'il veut, et fait aux téguments une plaie nette qui peut se réunir par première intention, ce qui a le double avantage d'amener une guérison rapide et de laisser une cicatrice à peine visible. A côté de ces avantages le bistouri a l'inconvénient d'exposer à l'hémorrhagie, à l'érysipèle, etc.

Entre le bistouri et les caustiques chimiques et présentant quelques-uns de leurs avantages, se place le thermo-cautère. Comme le bistouri il est facile à manier et sait préciser son action, mais il s'oppose à la réunion immédiate; comme les caustiques il arrête l'hémorrhagie, s'il est chauffé modérément, et pas plus qu'eux n'expose aux dangers des plaies ouvertes.

Les caustiques chimiques, bien maniés, ont l'incontestable avantage de mettre à l'abri de l'hémorrhagie immédiate, et de certaines complications : érysipèle, phlébite, etc. Mais leur action, si on la compare à celle de l'instrument tranchant, est lente, leur maniement est difficile, on ne sait pas où l'on s'arrête et l'on s'expose à faire trop dans certains cas et pas assez dans d'autres. Il est inutile de dire que tout espoir de réunion immédiate doit être laissé de côté.

Or, lorsqu'on a à opérer une des tumeurs précédentes, il faut distinguer trois cas :

1° La tumeur est nettement enkystée et à vitalité peu marquée; lipome, fibrome, angiôme circonscrit, et enchondrome.

2° La tumeur est bien limitée, mais elle a une énergie de diffusion notable et tend à envahir sa capsule : tel est le myxome et surtout le sarcome.

3° La tumeur a franchi sa capsule et est devenue diffuse.

Lorsqu'on a à enlever une tumeur du premier groupe, il faut enlever la tumeur tout entière, mais rien que la tumeur. Une incision conduit sur le néoplasme enkysté : celui-ci découvert, on peut le plus souvent l'énucléer facilement en se servant des doigts ou de la sonde cannelée. On réunit par des points de suture les lèvres de la plaie linéaire faites par le bistouri ; cependant on a soin de placer un tube à drainage à la partie déclive de la plaie. Dans ces cas, les caustiques et même le thermo-cautère sont absolument contre-indiqués, excepté daus le cas de tumeur volumineuse. Ainsi conduite, l'opération et ses suites sont aussi bénignes que possible ; on a peu d'hémorrhagie, rarement des complications et souvent on obtient la réunion par première intention. Mais il faut avoir soin de ne pas enfermer le pus dans le foyer ; dans ce cas il peut survenir des accidents inflammatoires qui ne cèdent qu'au moment où le pus, décollant les lèvres de la plaie s'écoule au dehors ; de là l'indication de placer un tube dans la plaie.

Dans la seconde catégorie sont placées les tumeurs qui sont encore parfaitement limitées, mais qui par leur nature ont tendance à infiltrer et perforer leur capsule, comme le sarcome et le myxome. Il peut se faire que, malgré les limites très nettes de la tumeur, les cellules néoplasiques aient déjà envahi la zone celluleuse périphérique ; cette infiltration ne s'étend jamais bien loin, mais il faut toujours la redouter. Dès lors l'opération ne doit plus être une simple énucléation, qui pourrait laisser dans la plaie les germes d'une récédive myxomateuse ou sarcomateuse.

La peau est saine et on peut la respecter. Mais arrivé sur la tumeur, on aura soin de la dépasser largement. De là le conseil de Labbé et Coyne d'enlever la glande avec la tumeur dans le sarcome du sein ; de là, l'habitude des chirurgiens de réséquer la portion d'os où s'est développé un sarcome (E. Nélaton) ; Schwartz conseille la désarticulation. En tout cas dans l'ostéosarcome, il faut ou réséquer largement ou amputer. L'enucléation et même la cautérisation sont impuissantes à prévenir la récidive. (Voyez obs. LIVe, LVe, LVIe). Dans les cas au contraire où l'on a amputé ou réséqué pour une tumeur parfaitement limitée la guérison s'est maintenue (obs. XIe, Le, LIVe). Mais dans ces cas on a une plaie ordinaire, exposée par conséquent à tous les accidents des plaies : et alors le thermo-cautère peut être parfois utilement employé.

Enfin la tumeur est devenue manifestement diffuse, et les ganglione sont pris ; mais il n'existe aucun signe d'infection viscérale ni de cachexie ; on a alors affaire cliniquement à un véritable cancer. Il faut donc dépasser aussi largement que possible le territoire néoplasique ; il faut de toute nécessité enlever les ganglions. Dans ce cas l'on peut avoir recours au bistouri, au thermo-cautère ou aux caustiques chimiques suivant les cas. Si le sarcome diffus siège dans un membre, il n'y a pas à hésiter ; la résection n'est plus possible : l'amputation dans la continuité ne serait même pas suffisante ; il faut, ou désarticuler ou amputer dans l'os supérieur à l'os malade. On s'aperçoit souvent après l'opération que les veines sont envahies, et l'on doit s'attendre presque sûrement à l'infection viscérale. En tout cas on ne doit point oublier que tout ganglion engorgé doit être toujours dans la pratique considéré comme sarcomateux, bien qu'il n'en soit pas toujours ainsi, et enlevé comme tel.

Rappelons, en terminant, cette règle, posée par Schwartz dans sa thèse d'agrégation : « tout sarcome qui ne peut pas être enlevé complètement, ne doit pas être opéré » car toute irritation portée sur la tumeur ne fait qu'activer sa diffusion et hâter l'infection viscérale.

CONCLUSIONS.

Pour résumer cette étude, je crois pouvoir établir les conclusions suivantes :

1° Le lipome, le fibrome, l'enchondrome, le myxome et le sarcome sont presque toujours entourés d'une coque isolante soit osseuse soit fibreuse. Cette capsule existe souvent encore dans les angiomes.

2° Cette capsule adhère intimement à la tumeur et tend au contraire à s'isoler des parties voisines.

3° Cette capsule assure à la tumeur une vitalité indépendante des tissus voisins.

4° Elle protège ces tissus contre l'envahissement néoplasique et assure à la tumeur une mobilité variable très importante à constater au point de vue du diagnostic. Grâce à elle également, les lymphatiques et les veines ne sont pas envahis, d'où l'absence d'adénite et d'infection viscérale, tant que la capsule est intacte.

5° L'indépendance vasculaire de la tumeur enkystée explique le peu de gravité de leur ablation, si on peut se contenter de les énucléer; l'ablation complète n'est pas suivie de récidive si la tumeur est nettement enkystée.

6° La coque isolante agit sur la marche de la tumeur par la résistance naturelle du tissu fibreux à tout envahissement pathologique.

7° Lorsque la capsule est détruite, l'enchondrome, le myxome et surtout le sarcome prennent l'allure des tumeurs malignes : envahissement périphérique, adénite spécifique, infection viscérale, etc.

8° L'énucléation peut suffire dans les tumeurs enkystées essentiellement bénignes, comme le lipome et le fibrome ; elle est insuffisante dans le sarcome où l'on doit dépasser largement les limites de la tumeur.

INDEX BIBLIOGRAPHIQUE

Cruveilhier. — Traité d'anatomie pathologique générale, t. III, 1856.

Lebert. — Anatomie pathologique, 1860.

Broca. — Traité des tumeurs, 1869.

Th. Anger. — De la cautérisation en chirurgie. Th. d'agrégation, 1869.

Follin. — Eléments de pathologie externe, t. I, 1864.

Billroth. — Eléments de pathol. chirurg. générale, Traduction francaise, 1874.

Lancereaux. — Anatomie pathologique.

Cornil et Ranvier. — Manuel d'histologie pathologique, 2e édit. t. I, 1882.

Lipome.

Verneuil. — Bulletins de la Société de biologie, 1854.

Perrotte. — Thèse de Paris, 1857.

Darbez. — Thèse de Paris, 1866.

Lécuyer. — Thèse de Paris, 1872.

Fibrome et adénome.

Astley Cooper. — Mémoire sur la tumeur mammaire chronique. Trad. française, 1839.

Dupuytren. — Leçons orales, 2e édit., 1839.

Bérard. — Diagnostic différentiel des tumeurs du sein. Thèse pour la chaire de clinique chirurgicale, 1842.

Verneuil. — Quelques propositions sur les fibromes. Mémoires de la Société de biologie, 1855.

Velpeau. — Maladies du sein, 1856.

Labbé et Coyne. — Tumeurs bénignes du sein, 1875.

Enchondrome.

Fayan. — Documents pour servir à l'histoire de l'enchondrome, Thèse de Paris, 1856.

Favenc. — Etude sur l'enchondrome, Thèse 1857.

Dolbeau. — Des tumeurs cartilagineuses de la parotide, Gazette hebdomadaire, 1858.

Angiome.

Bérard. — Société anatomique, 1828.

Gauthier. — Thèse 1850.

Laboulbène. — Sur le nævus en général. Th. 1854.

E. Bœckel. — Dictionn. de méd. et de chirurg. pratiques, t. XIII, 1870.

Monod. — Angiome sous-cutané. Thèse 1873.

Myxome.

Labbé et Coyne. — Tumeurs du sein, 1875.

Sarcome.

Lannelongue. — Mémoires de l'Académie de médecine, 1858.

Rocher-Bourdy. — Thèse de Paris, 1868.

Vallery. — Thèse de Paris, 1876.

Le Maréchal. — Thèse de Paris, 1880.

Schwartz. — Thèse d'agrégation, 1880.

Epithéliome.

Michon. — Thèse de concours de clinique chirurgicale, 1848.

Heurtaux. — Thèse de Paris, 1860.

TABLE DES MATIÈRES

Paris.—Typ. A. Parent, A, Davy succ^r, imp. de la Faculté de médecine
52, rue Madame et rue Monsieur-le-Prince, 14.

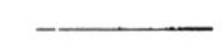

www.ingramcontent.com/pod-product-compliance
Ingram Content Group UK Ltd.
Pitfield, Milton Keynes, MK11 3LW, UK
UKHW020931180726
13838UKWH00002B/883